専門医がホンネで語る
統合失調症治療の気になるところ

著
渡部和成

星　和　書　店

Seiwa Shoten Publishers

2-5 Kamitakaido 1-Chome
Suginamiku Tokyo 168-0074, Japan

Important Points Beared in Mind for Recovery from Schizophrenia, Confessed with Real Intention by the Medical Specialist

by

Kazushige Watabe, M.D., Ph.D.

はじめに

私は、統合失調症の治療を専門としている精神科医です。これまでに、統合失調症の患者さんやそのご家族や治療関係者の方々に統合失調症治療で大事なことを知っていただけるように、多くの本を出版してきました。

ある本[16]では、統合失調症の患者さんはただ単に統合失調症という病気に付き合えるようになることが大切ではなく、統合失調症を抱えながらも前向きに軽やかに自分の人生を生きられるようになることが大切であることを伝えました。

また別の本[23]では、医師が患者さんに対して希望のもてる病名告知をし、患者さんが自分は統合失調症だという認識（病識）を持って、同時に患者さんのご家族が統合失調症を理解し共感しつつ患者さんをサポートできるようになることが、患者さんが病から回復するためには大切であると伝えました。

さらに、別の本[35]では、統合失調症の患者さんにとって回復するとは、症状がなくなって働けるようになることではなく、症状があっても症状に振り回されずうまく対処でき、ご家族や主治医や患者の仲間や医療・行政・福祉スタッフをはじめ周囲の多くの人たちに様々にうまく相談できるようになることであると伝えました。

統合失調症から回復するために欠くことができない治療と日常生活での知恵の数々を発信してきたつもりですが、発信者として、それらの知恵に基づいた患者さんやご家族にとって日々有用な具体的実践的なアドバイスを集めまとめて、患者さんやご家族に提供していくことが責務であると思っています。

統合失調症は原因不明で根治療法のない脳の慢性の病気ですので、患者さんが長期間あるいは生涯にわたって、医師による対症療法ではあるけれども欠かすことができない治療を受け続けていく必要がありますし、その治療目標は患者さんが人生を大事にして自分らしく生きていけるようになること、となります。

人生は日々の連続したものであることを考え合わせれば、患者さんと医師による日々の治療風景そのものが、患者さんが自分らしく生きているひとときとなっているべきでしょう。したがって、入院治療は必要なときであってもできる限り短くし、通院治療を長期間維持するようにすべきです。通院中の診察時では、患者さんが療養上の様々な悩みや症状の苦しみや不安、心配などを隠したりごまかしたりせず、本音（ホンネ）で医師に語り、それに対して医師が患者さんの苦悩を真摯《しんし》に受け止めつつ、大事な治療の知恵を活用し、ホンネで助言するという態度が大切です。すなわち、統合失調症の治療では、医師が患者さんの希望に満ちた回復に向けて、患者さんに日々の具体的実践的なアドバイスをするという治療風景となっていることが理想となるでしょう。

さらに、統合失調症が慢性の病気であることから、治療上いつも忘れないようにしなければならないことがあります。それは、回復に向けて頑張っている患者さんには酷なことですが、どんなに良い治療を受けていても、どんなにうまく症状に対処できていても、脳の器質的問題は常に未解決であり続けるのですから、患者さんは「昨日も、今日も、明日も、統合失調症である」ということから逃れられないということです。このことを患者さんやご家族や医療スタッフがどう捉えているかが治療に大きく影響しますので、気になるところです。

本書では、統合失調症の治療現場で行うとよい具体的実践的なアドバイスや、様々な治療風景から感じ取ることができた気になるところを「治療で気になること」「急性期後の安定期で気になること」「回復に向けて気になること」の３つの章に分けて、統合失調症治療の専門家としてホンネで語りたいと思います。本書のどの章から読んでもらってもかまいませんし、興味のある章だけを読んでもらってもかまいません。１つの章だけを読まれても十分理解していただけるようにしてあります。

全国の統合失調症の患者さんとご家族に本書を読んでいただき、統合失調症治療を少しでもより良いものにして、人生をその分だけでも幸せなものにしていただければ幸いです。

なお、付録として、本書を読むときに知っておくとよい基礎知識をまとめてありますので、参考にしていただければと思います。また、繰り返し付録に目をやりながら本文を読み進めていただいてもよいだろうと思います。

目次

第2章　急性期後の安定期で気になること

第1章 治療で気になること

(1) なぜ、治療がうまくいかないのか

近年、統合失調症が軽症化してきているとよく言われますが、診療をしていて確かにそのような傾向が見られるように思います。また、副作用が少なく患者さんにやさしい非定型抗精神病薬（第1章の（7）、付録の4参照）という新しい統合失調症治療薬が使用できるようになりましたし、統合失調症治療の力点が、急性期にどう治療的に対応するかだけでなく病からの回復をどう目指すかにも置かれるようになってきているなど、治療の中身自体も変わってきています。ようやくの感がありますが、大変良いことだろうと思います。しかし、残念なことですが、だからといって、必ずしも統合失調症の治療がうまくできるようにはなっていません。昔も今も統合失調症治療は容易ではないことに変わりはありません。

私は、治療法を工夫し、統合失調症治療を効果的に行うようにして、重症か軽症かを問わず好ましい治療成績をあげられるようになっています。工夫といいますのは、興奮したり滅裂であったり暴力的であったりで医療保護入院（付録の6参照）をせざるを得ないような重症の患者さんから、医師の説得を受け入れ任意入院で入院する一般的な患者さんまでの、すべ

ての急性期の患者さんに対して、薬物療法だけでなく心理社会療法の患者心理教育――「統合失調症に負けないぞ教室」（**表1**）――とそのご家族に対する家族心理教育――「家族教室」と家族教室終了後の「家族会」（**表2**）（付録の9参照）――を同時に行い、しかも患者同士や家族同士の仲間意識とピアサポート（回復した、あるいは回復しつつある患者さんに話をしてもらい、病状の回復を応援してもらうこと）を重視するようにしていることです（第1章の（5）参照）。薬物療法だけなどの一般的な入院治療を受けた患者さんと比べて、入院中に薬物療法だけでなく患者心理教育をも受けた患者さんの退院後の予後（病気の行く末）は2倍良くなり、薬物療法だけでなく入院中に患者さんが患者心理教育を受けそのご家族が家族心理教育を受けた患者さんの予後は約3倍良くなっているというように、好ましい治療成績をあげています（**図1**、**図2**）。

そのような私の入院治療を受けた患者さんで、「まるで入院なんてなかったかのように」（失礼ですが、薬で抑え込まれて「落ち着いている」ように見える昔の患者さんとは質的に異なるのだろうと思います。このことも、最近、統合失調症が軽症化していることの現れだろうと思います）何年も退院後通院治療できている患者さんはたくさんいますが、もうこれで大丈夫だと安心できる患者さんはなかなかいません。どんなに良い治療法を受けてどんな

表 1. 患者心理教育の「統合失調症に負けないぞ教室」について

統合失調症患者さんを対象とした認知集団精神療法（10 ～ 20 人）で，6 回 1 クール（5 つのプログラム；1 時間のセッション）としてエンドレスに行っている。入院か通院かの別なく参加でき，患者さんが，多くの患者さんと一緒に，病気からの回復に向けて勉強したり話し合ったりしながら頑張っていく教室である。

第 1 回　幻聴君と妄想さんを語る会①
第 2 回　幻聴教室
第 3 回　新しい集団精神療法
第 4 回　幻聴君と妄想さんを語る会②
第 5 回　栄養健康教室
第 6 回　フォーラム S

5 つのプログラム

- **幻聴君と妄想さんを語る会**：統合失調症の患者さんが，自分の体験（症状）と対処法を話しているビデオ（幻聴，妄想，暴力，自閉，回復がテーマ）を観た後，意見や感想を述べ合う会。認知療法。ピアサポートとしての役目もある。患者心理教育の中で最も印象に残ったプログラムとして患者さんに支持されている。病識の獲得に効果的である。
- **幻聴教室**：冊子を用いて，幻聴について総合的に学ぶ会。幻聴を症状ではなく体験として受け止め，対処法を学ぶ。認知療法。幻聴教室ノートを作りまとめる。妄想に対しても同じ考えで対処できることも学ぶ。
- **新しい集団精神療法**：スライドと治療の栞を用いて，統合失調症の疾患理解・治療法・リハビリなどについて学ぶ会。治療戦略ノートを作成する。やや難しいところもあるが，患者さんから病気の理解ができたと支持され，患者心理教育を終了した患者さんから，終了後ずっと折に触れて治療の栞と治療戦略ノートを見て復習しているという意見も聞かれる。
- **栄養健康教室**：スライドを用いて，肥満防止のための栄養摂取法と運動法について勉強する会。BMI（Body Mass Index；肥満の指標），有酸素運動などについて学ぶ。
- **フォーラム S**：幻聴君と妄想さんを語る会に参加したことがある患者さんが集まり，精神症状と日常生活についてフリートークする会。患者さんから 2 つのテーマ（入院患者さんと通院患者さんから 1 つずつ）を出してもらい話し合う。

※現在は，新潟県の田宮病院統合失調症治療センターで実施している。

文献 1, 4, 5, 8-12, 14-17, 21, 23, 24, 30-32, 35, 36, 38, 39, 41, 42

表2. 家族心理教育の家族教室と家族会について

Ⅰ. 家族教室

統合失調症患者さんを持つご家族を対象としたオープンな教室である。患者さんが当院で入院または通院治療しているかどうかには関係なく，統合失調症患者さんを持つご家族なら誰でも参加できる。8回1クール，1.5時間のセッションとして行っている。統合失調症治療では，ご家族が統合失調症という病気と症状を理解し，患者さんをうまくサポートできるようになることが大切であるという考えのもと，20～40人のご家族に集まってもらって実施している。当教室では，勉強だけでなく家族間交流も大事にしている。

家族教室のテーマ

第1回　脳の疾患
第2回　原因と経過
第3回　治療
第4回　薬物療法
第5回　リハビリテーション
第6回　家族の役割
第7回　幻覚の擬似体験と福祉制度の説明
第8回　鎮静の擬似体験とディスカッション

Ⅱ. 家族会

家族教室を終えた人が参加する，エンドレスの勉強会としての家族会。家族教室で学んだことの復習を兼ねた統合失調症治療に関する勉強と家族間交流を目的としている。約30～90人のご家族が参加している。

※現在は，新潟県の田宮病院統合失調症治療センターで実施している。

文献 3, 5-7, 14, 16, 19, 20, 22, 23, 26, 28, 29, 31, 32, 34-40

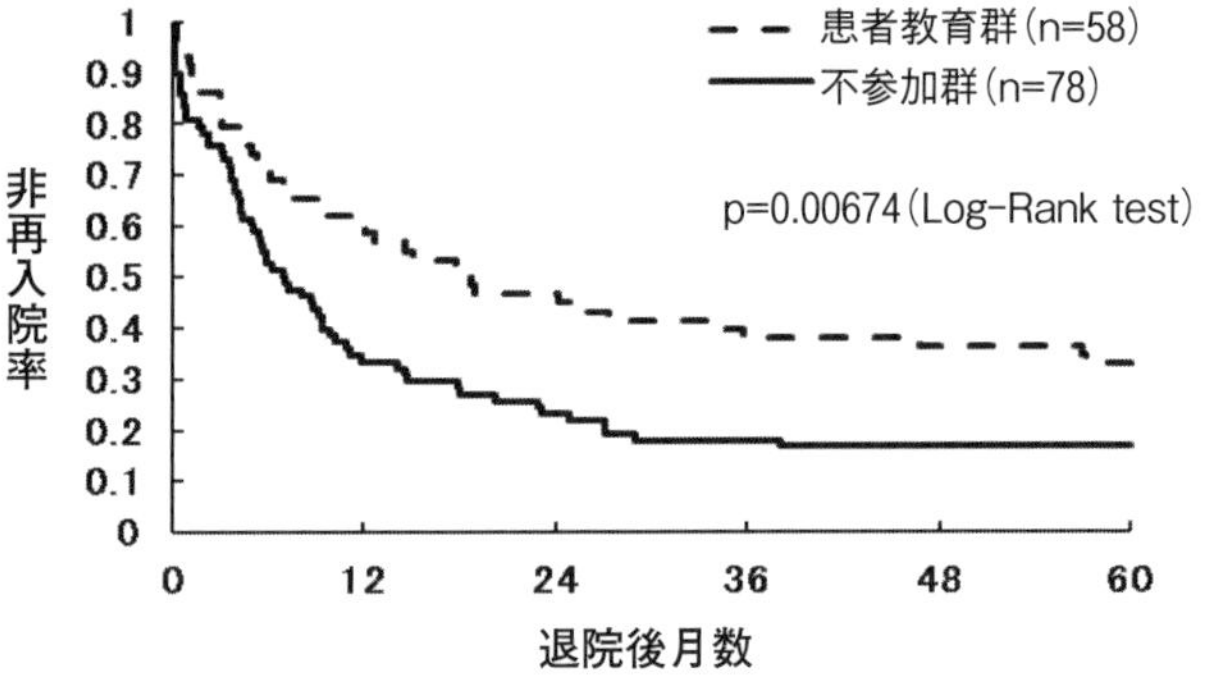

図 1. 5年非再入院率（I）。不参加群（入院中に患者さんもそのご家族も心理教育に参加しなかった患者群）と，患者教育群（入院中，患者さんは患者心理教育に参加したが，そのご家族は家族心理教育に参加しなかった患者群）との比較。
不参加群の5年非再入院率は16.7％であったのに対し，患者教育群の5年非再入院率は32.8％と約2倍で，明らかな有意差があった。
文献 26, 28, 32, 40

に患者さんとご家族が頑張って病気を管理できるようになっていても、患者さんの病状の経過は決して平坦ではなく、ちょっとした不安やちょっとしたストレスで症状が現れたり、その症状が治まらずエスカレートしてしまったり、一旦獲得した**病識**（統合失調症であるという認識）を失いかけたり、理解した服薬の重要性を忘れてしまいかけたりするなど揺れ動くものです。いつも私は冷や冷やしながら見守りつつ、患者さんが病からの回復への道をはずれてしま

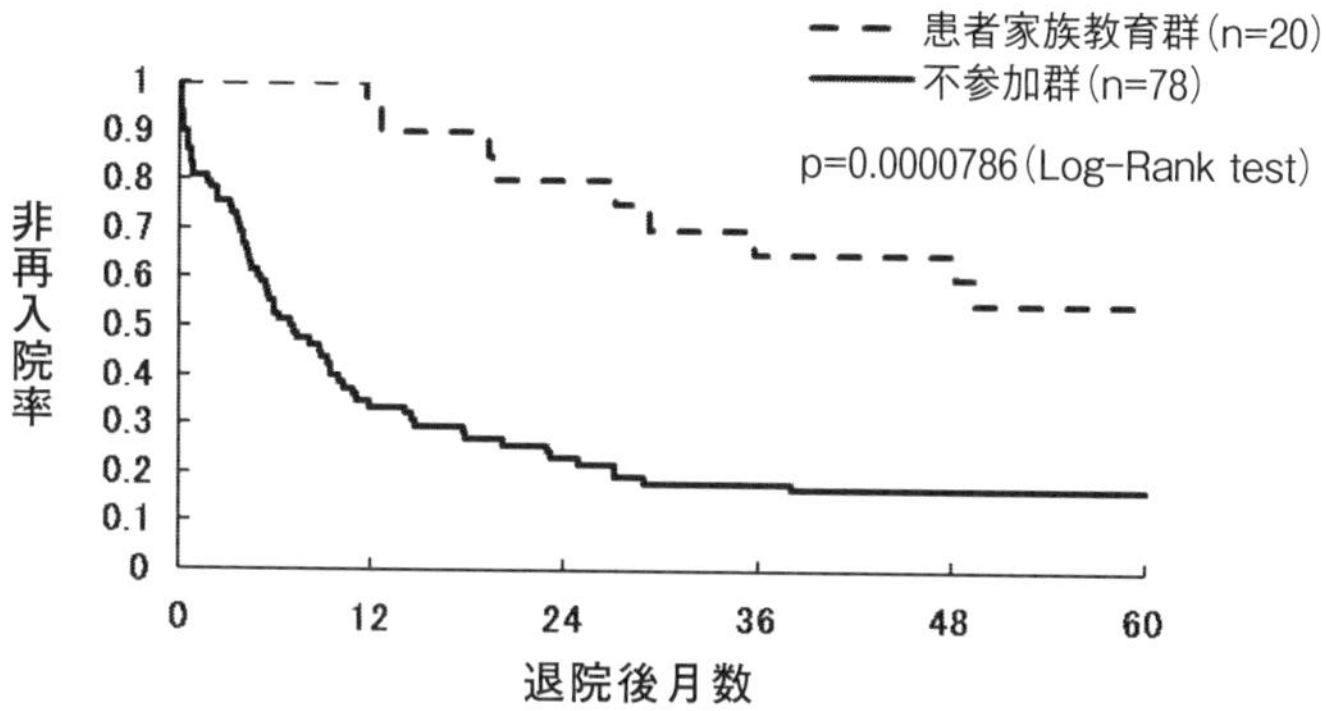

図 2. ５年非再入院率（Ⅱ）。不参加群と患者家族教育群（入院中に患者さんが患者心理教育に，そのご家族が家族心理教育に参加した患者群）との比較。
不参加群の５年非再入院率は 16.7％であったのに対し，患者家族教育群の５年非再入院率は 55.0％と約３倍で，明らかな有意差があった。
文献 26, 28, 32, 40

わないように、再度入院することに至らないように助言指導しています。楽なものではありません。そのようなことですから、統合失調症治療は難しいものだと痛感しています。

一体、統合失調症治療が難しいことの最も大きな理由は、何でしょうか。それは、患者さんは「昨日《きのう》も、今日《きょう》も、明日《あした》も、統合失調症である」ということです。つまり、「昨日は調子が悪かったが、今日は症状もないから落ち着いている。だから、もう治ったようなもので、今日と同じようにしていれば明日も大丈夫だ」というのは甘い希望的楽観的態度であるということです。これは、患者さんのみならずご家族にもわかっていただきたいことです。

統合失調症は原因不明の根治療法のない脳の器質性疾患であって慢性の病気ですから、患者さんは脳の器質的異常（前頭葉《ぜんとうよう》、側頭葉《そくとうよう》などの異常）からくる機能的異常（ドーパミン活性の異常）を修正し正常化しようと抗精神病薬による治療を受けて、その結果どんなに安定しているように見えても、脳の器質的異常は修正されておらず、不変ですので、ずっと、いつでも統合失調症なのです。根治療法がない以上、どうしようもないことなのです。このことは、治療的には、患者さんは生来ストレスに対して弱く、容易に調子を崩しやすく、社会性を維持できなくなるということを意味しています。

また、私が提唱している「**教育－対処－相談モデル**」（**表3**）で述べていますように、統合失調症の患者さんは、症状（幻聴や妄想など）があっても症状に振り回されずに、うまく症状に対処でき、病気を管理できると、そのぶん患者さんが症状から解放され、社会性を維持できる時間が増えますので、回復につながるのです。この考えは治療上極めて大事なことですので、よく患者さんにわかってもらえるように指導しています。しかし、患者さんは24時間365日確実に症状に対処して病気を管理できるわけではないでしょう。となると、どん

表3. 教育－対処－相談モデルについて

「**教育－対処－相談モデル**」は，私が2010年から提唱している統合失調症の治療思想である。以下のように説明できる。 **[教育]** 統合失調症の患者が，認知療法である集団精神療法としての患者心理教育に参加することにより，病識を持てるようになる。 ↓ **[対処]** 病識を持った患者は，統合失調症という病気を理解し受け入れ，病気なのは自分だけではなく仲間と一緒に回復に向かうことができると気付き，幻聴や妄想などの症状に対処する技術を身につけうまく対処できるようになる。 ↓ **[相談]** すると，患者のレジリエンス（抗病力，回復力，自然治癒力，生きる力）が高まり，患者は自信を持てるようになり，病状が安定し，周りの家族や患者の仲間や医師や医療・行政・福祉スタッフにうまく病気や生活について相談できるようになるだろう。 ↓ 患者がうまく相談し続けられていることが回復しているということであり，相談しながら，患者は，就労を含めた自立に向かって歩むことができるようになるであろう。

文献32, 35-37

なに頑張れている患者さんにとっても「昨日も、今日も、明日も、統合失調症である」ということは抗《あらが》いようのない重大なことですし、どんな患者さんもいつかはわからないが必ず病状を崩す時期があると理解するべきだということになります。

以上述べましたように、治療がうまくいかない原因として、病気そのものの性質からくる統合失調症治療の難しさがあるのですが、それに加えて、他にも治療がうまくいかない原因が患者さんそれぞれの場合にあるのだろうと思います。それは、患者さん自身か、ご家族か、担当医師かいずれかに、あるいはそのうちの二者に、あるいはそのすべてに原因があると考えられるでしょう。どんな問題があるのでしょうか。

1. 患者さん自身に問題があるとする場合

・病識がない
・正しい病気の理解ができていない
・病気の症状に圧倒されている
・病気の管理ができていない
・服薬できていない

・病状に関する本当のことが担当医師に伝えられていない
・周囲の人に相談できていない
・患者の仲間ができていない
・調子が良いからと無理をしすぎている
・医師のアドバイスを受け入れない

などがあるでしょう。多くの問題点がありうるだろうと思います。この点については、次の項でも触れたいと思います。

2．ご家族に問題があるとする場合

・患者さんの病気の状態をどうしても軽く考えてしまう
・世間体を考え、患者さんを抱え込んでしまっている
・病気の理解ができていない
・患者さんの病気を認めない
・服薬をやめさせたがる
・副作用を気にするあまり患者さんの服薬に口を出しすぎる

・薬について誤解し、服薬を否定する学術的証拠のない奇妙な治療法を信じてしまう
・患者さんの行動の一部始終を監視している
・嘆いて患者さんを罵倒《ばとう》してばかりいる
・余裕がなく患者さんの回復を焦ってばかりいる
などがあるでしょう。病気の無理解と病気への偏見が根底にあるように思います。

3．医師に問題があるとする場合

・病識を持たせるような工夫をしない
・シェアード・ディシジョン・メイキング（shared decision making〔SDM〕：患者さんと医師が情報を共有し相談して、治療法や服薬する薬物を選択し決定すること）を心がけようとしない
・薬物療法に頼りすぎる
・患者さんとご家族に対し、回復のための実践的な指導ができていない
・頑張って通院治療を維持しようとせず、すぐ入院させようとする
・治療の成否の判断が早すぎる

・クロザピンや修正型電気けいれん療法（mECT）の適応を間違える（第1章の（10）参照）
・適切な入院治療ができていない
・通院治療が本来あるべき治療で治療上大事な時間だと理解できておらず、適切な通院治療ができていない

などがあるでしょう。

総じて言えることは、医師はもう少し患者さんの人生と病からの回復に力点を置いた治療をするべきだということでしょう。

（2）「昨日も、今日も、明日も、統合失調症である」こと

患者さん、ご家族、医師のそれぞれが「昨日も、今日も、明日も、統合失調症である」ことを理解することが大切です。

1．患者さんは、「昨日も、今日も、明日も、統合失調症である」ことをどう理解するとよいのか

統合失調症の治療では、回転ドア現象が見られると言われます。建物の入り口を思い浮かべてください。建物の入り口が回転ドアになっていますと、建物に入ろうとする人がドアの中に踏み込み、ドアの動きのままに身をゆだねていますと、その人は建物の中に入ってもすぐに建物から出てきてしまって、その後すぐ再び建物に入っていきます。つまり、回転ドアの中にいつづければ、その後入ったり出たりを繰り返したままになってしまいます。統合失調症の治療は、この回転ドアにたとえられるということです。

つまり、統合失調症では、他の病気とは異なり、容易に入院と退院を繰り返す傾向があるということです。なぜ、このようなことになるのでしょうか。その理由を考えてみましょう。

誰もがすぐ思いつく理由として、次のような、退院後通院となった患者さん側の治療上の問題点が列挙できるでしょう。

・入院治療して退院したのに病識（自分は統合失調症だという認識）ができていなくて病気の理解ができていない

・症状への対処ができていない
・服薬を守れていない
・ご家族や担当医師や周囲の人に素直に相談ができない

など。

しかし、これらの理由は、一つ一つ独立しているのではなく相互に関連していると考えられます。そのもとになる共通した大きな基盤として、実はわかっていることなのですが、いつもは陰になっていて意識していないことがあるのです。それが、患者さんは「昨日も、今日も、明日も、統合失調症である」ということです。

統合失調症の治療は、現在のところどんな治療法であっても、あくまでも対症療法の域を出ませんので、治療を受けて病状が改善したとしても、統合失調症という病気の器質的基盤は根治されず、治療を受ける前と変わっていません。これが「昨日も、今日も、明日も、統合失調症である」ということの正体なのです。

患者さんが、治療により病識を持てるようになっていても、あるいはきちんと服薬する習慣ができていたとしても、意識下にあるこの大きな基盤を原因として、日常生活を送っていく中でストレスが高じたり、無理をして疲れすぎたり、感覚的に過敏になったり、不眠になったり、自分に関係づけて考えすぎたりして、大なり小なり症状が出現悪化し、調子を崩すことになります。著しい不調時には、再入院することになってしまうということにもなります。

実際に「昨日も、今日も、明日も、統合失調症である」ことから、どのようなことが起こるのか、また、どう対処すればよいのかを、私のもとに通っている患者さんの例を挙げて説明しましょう（本書では、症例を紹介する際には、個人情報保護のため、症例の理解に大きく影響しないところは一部事実と異なる内容に改変してあることを了解していただきたいと思います）。

❖症例1❖

40代、男性。患者さんは、通院治療を続けることができています。以前、私の行う患者心理教育に参加したことがあり、病識を持っていると言えますし、欠かさず服薬できています。

結婚していて、A型作業所（付録の8を参照）で働いています。患者さん本人は初婚なのですが、奥さんは再婚で連れ子がいます。患者さんは、自分がちゃんと働けているかや、奥さんや連れ子である子どもに自分がどう思われているかをいつも気にしているところがあります。だからでしょう、患者さんは、勤務先である作業所内の自分から少し離れた所で、患者仲間や職員が小声で話をしているのを見かけると「馬鹿にされている、悪口を言われている」との被害妄想を抱きやすく、妄想が強いときには怒り、興奮することがたまにあります。また、最近、奥さんと一緒に職場仲間の食事会に参加したときに、奥さんが他の男性と話をしていたら、被害妄想から興奮し、大声を出し、食事会の店を飛び出していったということがあったようです。

患者さんは、4週に1回の割で規則的に通院していて、何かあるたびに診察時に私に素直に話をして相談してきます。調子を崩したときには「被害妄想とはわかるが、そのときにはどうにもならない」こと、「調子が悪いのだから、薬を増やしたい」こと、落ち着けば、「薬が多いと寝すぎてしまったり体がだるくなって動きが悪くなったりして仕事に差し支えるから、薬を減らしたい」ことなどを相談してきます。また、興奮が収まった後しばらく経って、妄想の対象となった仕事場の仲間や奥さんに、考えてしまった内容（被害妄想）を正直に話して、妄想であり誤解であったことを自ら確かめるようにしているようです。

薬物療法は、パリペリドン 9㎎／日の単剤療法ですが、調子を崩したときには上記のように患者さんと相談し、臨時にクエチアピン 25～100㎎／日を適宜増やして様子を見るようにしています。

この患者さんの場合は、病識があり、調子を崩して症状が出ても、大きく崩れる前に、その都度主治医である私の処方に納得して薬を増やしたり症状であることを確かめたりして、症状の悪化を軽度で収めることができています。これが「昨日も、今日も、明日も、統合失調症である」ことから起こることであり、その対処法としての良い方法のひとつだろうと思います。

この患者さんのように、十分に薬を飲んで治療を続けられていて、統合失調症の治療目標である社会参加ができていても、不安や心配や緊張が高まることがあると「昨日も、今日も、明日も、統合失調症である」ことを原因として調子を崩してしまうと言えるでしょう。

❖症例2❖

30代、男性。会社の正職員として勤務していたときに発症した患者さんです。錯乱状態になり、アパートの上層階の自室から飛び降りようとしたため、救急入院しました。

治療により病状はかなり改善しましたが、患者さんもご家族も「また飛び降りるのではという不安」が消えず退院できずにいました。それで、ご家族が希望し、私のところに教育入院（第1章の（6）参照）により再発の不安を解消するために転入院してきました。入院中に患者心理教育に参加して病識を獲得し、症状への対処法を身につけて退院しました。退院して3年が経過していますが、現在まで規則的に通院し、服薬もきちんと守れています。

勤務先に病気のことをわかってもらって、仕事上の配慮もしてもらって働いていますが、退院後の初めのころは、診察時に仕事上の疲れやイライラと音に対する感覚過敏などを訴えていましたし、離れて暮らすご家族が患者さんの病状を心配し、頻繁に患者さんに電話をしてきていました。最近は、診察時には特に訴えもなく安定しているようですし、ご家族からの患者さんの様子をうかがう電話も来なくなっているようです。

ところが、あるとき、診察で患者さんの話を聞いていますと、相変わらず調子が良いとのことでしたが、時間をかけて聴いていますと診察の後半部になって、患者さんが
「夜、寝る前、静かになるとエアコンから出る小さな機械音が声になる（幻聴）。その声は、何言っているのかわからないぐらいのブツブツと言っているものだ。でも、その声を無視していると自然と眠れていくので大丈夫だ。気にしないようにしている」

と話しだしました。しかし、これといった不安や心配はないようでした。

薬物療法は、オランザピン 10㎎／日の単剤療法（付録の5参照）です。

私は、患者さんに今の対処法で良いこと、仕事は無理をしすぎないようにすることを説明指導して診察を終えました。

この患者さんのように、昼は問題なく仕事ができているのに、寝る前など夜孤独になると幻聴が現れてくるということはよくあることです。夜の自室では、昼とは違って幻聴や妄想のもとになる状況や感覚刺激がないはずですが、夜では患者さん

自身の脳活動による自己刺激（不安、緊張、思い出し）とも言うべきもので症状が出現してしまい、かつ夜は昼と比べてうまく対処する方法・手段（人と話をする、運動する、その場を離れて外出するなど）も減ってしまうので、弱いながらも症状が現れるのだろうと思います。

これも「昨日も、今日も、明日も、統合失調症である」ことを原因としていることであるでしょう。

どんなに病状が良くなり社会参加できるようになっても、自分を客観的に眺め、病状悪化の予兆や軽度の症状変化を捉えられるような相談ができるようになっていることが大切です。

2．ご家族は、「昨日も、今日も、明日も、統合失調症である」ことをどう理解するとよいのか

ご家族は、統合失調症の患者さんをもって、初めは病状を受け止めきれずに戸惑い、嘆き悲しむでしょう。しかし、統合失調症の治療薬も効果が向上していますので、何とか患者さ

んに病院を受診させ、入院か通院で薬を調整し、患者さんがしっかり薬を飲めば、比較的短期間で病状は軽減し安定するものです。そうすると、ご家族は統合失調症を軽い病気だと楽観的に捉えて、

「ちょっと調子を崩しただけだったのだ。もう大丈夫だ」

「薬を飲まなくてもよい」

「良くなったから（患者さんが）通院しないと言うならそれでもよい」

「患者・家族心理教育なんて面倒臭いし必要ない」

と考えてしまうご家族が多くいらっしゃるようです。逆に、統合失調症になったことを嘆き悲しみ、以前の精神分裂病（予後不良の重症の病気の定義である精神分裂病という呼称であったが、2002年に、予後は決して悪くはない軽症の定義である統合失調症へと呼称変更となった）（付録の1参照）のように理解し、忌み嫌い、

「完全に良くなるまで退院させない」

と（絶対に治らないと決め込んでしまって）絶望的になって患者さんを病院にずっと閉じ込めておこうとするご家族もいらっしゃいます。どちらのご家族も、統合失調症の理解が十分ではないし、正しくありません。

　現代では、統合失調症は早期発見・早期治療し、適切な薬物療法と患者・家族心理教育などの心理社会療法を組み合わせて行えば病状を良くすることができるようになっています。絶望するような病気ではありません。病気を管理しながら、患者さんの個性を尊重しながら、社会参加できるようになれる病気です。

　しかし、先ほども述べましたように、統合失調症は原因不明の、脳の慢性の病気ですので、どんなに病状が良くなっても、それは対症療法による見かけ上の改善にすぎないことを忘れてはいけません。

　つまり、ご家族は、患者さんは「昨日も、今日も、明日も、統合失調症である」ことを理解する必要があります。患者さんがどんなに良くなったように見えても、病気の原因が未解決なままの脳の病気であり続けるわけですから、少しでも症状悪化のきっかけがないようにするために、ご家族は、患者さんの不安やストレスが軽減し、認知のゆがみが改善するように、話を聴き、理解し、相談に乗って、助言指導できるような態勢を持ち続けることが大切です。

　患者さんの急性期の著しい症状がなくなり、患者さんが元気を取り戻し、残ってはいるが軽くなっている症状にうまく対処できるようになって、自分らしく生きられるようになれれば、本当に素晴らしいことです。そのことが統合失調症治療の目標ですが、ご家族は、どんなに患者さんの病状が良くなっても、もう安心、これで良いということはないことを肝に銘じておき、患者さんが回復に向かって頑張っていけるようにサポートしていく必要があるでしょう。

3．医師は、「昨日も、今日も、明日も、統合失調症である」ことをどう理解するとよいのか

医師としては、適切で十分な薬物治療を行って患者さんの病状を改善させ、心理社会療法によって患者さんに症状への対処法を身につけさせることが、行うべき重要な治療法でしょう。通院患者さんが、常日頃習得した対処法をうまく活用し続ければ、症状が出現する頻度が減っていき、患者さんの病状が安定してくるでしょう。医師にとって、患者さんが限りなく長く、その良い状態を維持できるようになることが大切な治療目標となります。

しかし、診察時に、患者さんの病状がどんなに改善し、その良好な状態がどんなに長期間維持されているように見えても、慎重に診察をすることが大切です。その理由は次のとおりです。

「昨日も、今日も、明日も、統合失調症である」ことの基盤となる脳の器質的問題を背景にして、患者さんはストレスを感じやすく不安も抱きやすいと考えられますし、そのストレスや不安や緊張が病状の悪化につながりやすいと考えられます。そのため患者さんのストレス・不安・緊張の有無や精神・身体のかすかな変化についての訴えを十分に聴き、病状を詳細に評価する姿勢を維持することが必要となります。

したがって、医師は患者さんを診察するときには、どんなに患者さんの精神状態が良いように思えても油断することなく、病状悪化の予兆や病気の管理の仕方などについて患者さんと常によく話をするように心がけるべきでしょう。

（3）重症患者さんのほうが軽症患者さんより良くなるわけ

私は、統合失調症の急性期入院治療として実施する患者心理教育や家族心理教育の治療効果を判定する際に、5年非再入院率（退院後の5年間、再入院も通院中断もしない患者の全退院者に対する割合。ただし、退院後のいずれの時期であっても転院者はすべて遡《さかのぼ》って統計から除く）を指標としています。

図1（6ページ）と**図2**（7ページ）に示したとおりで、入院中に患者さん本人が患者心理教育（**表1**（4ページ））を、そしてそのご家族が家族心理教育（**表2**（5ページ））をしっかり受けた患者さん（患者心理教育は6回、家族心理教育は8回すべてに参加した人）、では入院中に患者さん本人もご家族もそれぞれの心理教育を受けなかった患者さんと比べて有意に予後が良く、急性期入院治療としての患者心理教育や家族心理教育は、統合失調症の治療効果があることがわかります。私は講演をするときにはこれらのグラフをお見せしていますが、よくある質問にこのようなものがあります。

「患者心理教育や家族心理教育をしっかり受けた患者さんというのは軽症の患者さんのことで、患者心理教育も家族心理教育も受けなかった患者さんというのは重症の患者さんのことではないか？　重症の患者さんは患者心理教育に誘っても参加しないと思うし、そのご家族も疲れていてあるいは諦めていて、家族心理教育を受けようとしないのではないか？」

というものです。

事実は逆で、軽症の患者さんは、入院して薬を飲めば、かなり早く薬の効果のみで見かけ上の病状改善が得られてしまうので、患者さんもご家族も統合失調症という病気を軽く捉えてしまって、患者心理教育や家族心理教育に参加しようとはしないことが多いようです。そのようなことから、病識ができないため、退院後の大事な治療がおろそかになり、通院中断や再入院につながってしまいやすいと思われます。

一方、重症患者さんの場合は、入院時興奮していたり服薬を拒否したりで、容易には患者心理教育への参加を納得してもらえませんが、うまく病名告知をし、

「統合（心や行動をまとめること）」
「失調（うまくいっていない）」
「症（状態）」

と3つに分けて理解するよう（付録の1参照）根気よく説明すれば、とにかく患者心理教育に参加してもらえます。患者心理教育に参加しないと退院できそうもないと思って参加に同意する患者さんも中にはいるかとも思いますが。

ご家族には入院時に、私が行うのは薬物療法と心理社会療法を組み合わせた治療で、患者さんが患者心理教育を受けるだけではなく、ご家族も家族心理教育に参加することが入院治療をする条件であることを説明しています。すると、重症の患者さんのご家族には何とかして患者さんの病状を良くしたいと思っている方が多いので、心理教育プログラムへの参加を了解してくれます。このあたりのことを症例で説明したいと思います。

❖症例3❖

20代、男性。大学生の時に外国で発症しました。言動がまとまらず、破壊・粗暴行為が見られ、現地で入院しました（2回。いずれも数日~1週間）。帰国したのですが落ち着かず、両親が内服を中止させたこともあり、病状が悪化しました。

2カ月後、独語（ひとりごと）、空笑、不眠、自殺企図があり、あるクリニックを受診しました。

10日後、滅裂、不穏、奇異行為が見られ、救急病院に医療保護入院（付録の6参照）しました。3カ月間ずっと途切れることなく隔離が続き、それでもさらに病状が悪化したときには、隔離室内で胴・四肢拘束（胴体と両手両足を縛り身動きできないようにすること）をされ、抗精神病薬（ハロペリドール）の点滴静注（静脈注射）をされていました。

隔離状況のまま、ご家族が私の教育入院（**表4**）（第1章の（6）参照）を希望し、私の病院に転院してきました。前病院の最終の薬物療法は、抗精神病薬を5種類（オランザピン15㎎、ハロペリドール12㎎、ゾテピン400㎎、フルフェナジン9㎎、レボメプロマジン100㎎）を使い、用量はクロルプロマジン換算

表4. 統合失調症の教育入院の概要

1. **入院期間**：1.5カ月程度
2. **目的**：①病識の獲得 ②患者・家族の疾患理解 ③薬物治療の適正化 ④精神症状の軽減 ⑤患者－家族関係の調整 ⑥生活習慣改善法の理解 ⑦身体的コーピング法の習得
3. **治療システム（医師が主導するチーム医療下で実施する）**： ①**患者自身による治療経過評価**（クライエント・パス〔付録の7参照〕：正規のものより早く進行させる） ②**患者心理教育**（病識の獲得，疾患の理解，治療法特に薬物療法の理解，病状への対処法，生活習慣改善・肥満防止法に関する集団療法である5つのプログラムに1～2回ずつ参加） ③**家族心理教育**（疾患・治療法の理解，病状への対処法などを集団で学ぶ家族教室に2～3回参加） ④**患者家族合同面接**（患者，家族，医師，看護師，精神科ソーシャルワーカー，作業療法士が参加。入院期間の後半に1回，30分。医師－患者間，医師－家族間，患者－家族間のコミュニケーション。医師は随時看護師や他のスタッフに意見を求める）

文献 18, 25, 36, 40

2356㎎の超大量療法（**表5**）（付録の5参照）となっていました。併用する気分安定薬のバルプロ酸ナトリウムは1000㎎でした。

私の病院に入院したときには、幻聴、妄想、興奮などの精神症状や過鎮静、錐体《すいたい》外路症状《がいろしょうじょう》などの薬の副作用が認められました。私は、隔離を行うことはせず、薬物療法を2種類の抗精神病薬（パリペリドン12㎎、ゾテピン250㎎：クロルプロマジン換算1179㎎）と気分安定薬（バルプロ酸ナトリウム800㎎）で始めました。初めのうちは、イライラ、被害関係妄想、幻聴が見られ、他患者とのトラブルもありましたが、隔離が行われることなく落ち着くことができました。

入院10日後から患者心理教育に参加し始めましたが、この頃から、症状が軽減しだして病識が持てるようになりました。同時に、ご家族も家族心理教育に参加し始めました。7週間の入院で予定通り退院しました。退院時に患者さんは

「1カ月半の入院で統合失調症について勉強できて良かった。自分には幻聴や妄想があるが、退院してからは、そんな症状があったら、散歩など体を動かすことで対処したい。調子は良い」

と述べていました。

表5. 本書の症例に出てくる抗精神病薬の1日最大用量

1）非定型抗精神病薬

アリピプラゾール	30mg
クエチアピン	750mg
クロザピン	600mg
オランザピン	20mg
ゾテピン	450mg
パリペリドン	12mg
リスペリドン	12mg

2）非定型抗精神病薬の持効性注射薬

パリペリドン（ゼプリオン®）	150mg（4週に1回）
リスペリドン（リスパダール・コンスタ®）	50mg（2週に1回）

3）定型抗精神病薬

クロルプロマジン	450mg
ハロペリドール	6mg
フルフェナジン	10mg
レボメプロマジン	200mg

この言葉からもわかるように、患者さんは病識を持ち、病気を理解し、対処法についても理解し、身につけて退院していきました。退院時の処方は、1種類の抗精神病薬（パリペリドン 12mg：クロルプロマジン換算800mg）と気分安定薬（バルプロ酸ナトリウム 400mg）となっていました。

退院後は、2週に1回規則的に通院し、飲み薬は4カ月目には適量の抗精神病薬1錠（パリペリドン 6mg：クロルプロマジン換算400mg）のみとなりました。

現在は、退院後2年が経過していますが、病状は安定しており、大学に通っています。

現在の薬物療法は、パリペリドン 6mg／日の単剤療法です。

この症例から、多剤超大量療法と隔離措置でしか落ち着かなかったような最重症の患者さんでも、患者心理教育に参加することで病状は安定し、単剤少量療法にすることができるということがおわかりになるだろうと思います。

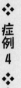

40代、女性。母親との2人暮らし。姉は近くで別居しています。10年前、「盗聴される。電車の中で悪口を言われる」と幻聴、被害妄想が出現し、ある病院に入院しました。

患者さんは入院中は服薬しますが、退院後は全く通院と服薬をしないため、4年前と2年前に2度同じ病院に入院しています。その後もずっと病状は安定していなかったのですが、母親が世間体を気にして入院させようとはしなかったようです。

ある年、近所への迷惑行為が続き、警察沙汰になるなど病状が悪化してきたため、姉が母親を説得し、保健所と警察の助けを借りて、患者さんを医療保護入院（一般入院）（付録6参照）させました。その際、ご家族は、入院させるのにいつも苦労するので、退院させては困ると、主治医である私に対し強く主張しました。それに対し、私は、統合失調症治療では、入院治療はなるべく短くして、病気を管理しながら通院治療を続けられるようになることが大事であることと、今回の入院治療期間は3カ月の予定であること、患者さんには患者心理教育――「統合失調症に負けないぞ教室」（**表1**（4ページ））――に、ご家族には家族心理教育――「家族教室」と家族教室終了後の「家族会」（**表2**（5ページ））――に参加してもらうことを説明しました。

入院時は、滅裂で興奮するため、1週間隔離となっていました。

入院1カ月後、被害妄想や誇大妄想はあるものの心理教育プログラムに何とか参加できる状態であると判断し、一般入院から教育入院（**図3**（36-37ページ）、**表4**（29ページ））（第1章の（6）参照）に切り替え、この時から患者さんには患者心理教育に、ご家族には家族心理教育に参加してもらうように指導しました。患者さんは、はじめのうちは患者心理教育のプログラムの「統合失調症に負けないぞ教室」（**表1**（4ページ））に参加している間中、独語を続けているような状態でした。

しばらく経った頃、患者さんは、

「統合失調症だというのは大丈夫だ。薬を飲み続けることもできる」

「薬は合っている。服薬し、通院できる。デイケアにも来られる」

と言うようになりました。ご家族は、家族心理教育で勉強したこともあり、退院させないという態度を改め、患者さんの治療に対する意識の変化と病状の軽減が認められたので、退院に同意してくれました。

退院後は、きちっと服薬して毎週1回通院し、週5日デイケアに通うことができました。３カ月間きちっとデイケアに通えたため、その後はデイケアからA型作業所（週5日）（付録の8参照）に変え、通うように指導しました。

退院後半年経った頃からは、通院頻度を2週に1度とし通院間隔を長くしました。現在、退院後1年半が経っていますが、今も患者さんはご家族と一緒に2週に1度の割で規則的に通院し、服薬も確実にできています。

ご家族は、「家族教室」の最終回でのアンケートに答え、

「自分たちだけで悩み苦しんでいた。同じように統合失調症の患者を持ち頑張っている家族の存在が励みになった。この病院に世話になったことに感謝している」

と書いていました。また、その後の家族会への入会挨拶《あいさつ》時に、

「家族教室に参加して自分たちが救われた。今回の退院後は、患者が自ら薬を飲み、バスを使って一人で毎週通院し、デイケアにも毎日来られているので大変驚いている。今までなかったことだ」

と話していました。

現在の薬物療法は、オランザピン 15mg／日の単剤療法です。

この症例から、重症患者さんでも、患者さんが患者心理教育に参加し、ご家族が

1. 患者用

	月	火	水	木	金
第１週	入院		統合失調症に負けないぞ教室①	OT ①	SST ①
第２週	OT ②	身体的コーピング法①	統合失調症に負けないぞ教室②	OT ③	SST ②
第３週	OT ④	身体的コーピング法②	統合失調症に負けないぞ教室③	OT ⑤	SST ③
第４週	OT ⑥	身体的コーピング法③	統合失調症に負けないぞ教室④	OT ⑦	SST ④
第５週	OT ⑧	身体的コーピング法④	統合失調症に負けないぞ教室⑤	OT ⑨	SST ⑤
第６週	患者・家族合同面接	身体的コーピング法⑤	統合失調症に負けないぞ教室⑥	ダイエット教室	退院

図 3. 教育入院スケジュール

統合失調症に負けないぞ教室：患者心理教育の名称（医師，看護師，精神科ソーシャルワーカー，作業療法士による）
OT：作業療法（作業療法士による）
SST：看護師による社会生活技能訓練（患者用）
身体的コーピング法：深呼吸法，リラクセーション（作業療法士による）
ダイエット教室：栄養士による教室
患者・家族合同面接：教育入院の後半で，患者さん，ご家族，主治医，看護師，精神科ソーシャルワーカー，作業療法士が参加して 30 分間話し合う

※すべてのプログラムは，田宮病院統合失調症治療センターで実施している。

2. 家族用

	月	火	水	木	金
第1週	入院			家族教室① 家族 SST ①	
第2週					
第3週				家族教室② 家族 SST ②	
第4週					
第5週				家族教室③ 家族 SST ③	
第6週	患者・家族 合同面接				退院

図3. つづき

家族教室：家族心理教育の名称
家族 SST：社会生活技能訓練（家族用）

※すべてのプログラムは，田宮病院統合失調症治療センターで実施している。

家族心理教育に参加すれば、患者さんもご家族も変わることができ、その結果、ご家族に理解されサポートされて、患者さんが社会参加に頑張れるようになることがおわかりになるだろうと思います。

❖ 症例5 ❖

30代、女性。初発の方で、「電波が来ているから」と家の自室の壁全面にアルミホイールを貼り付け、コンセントを壊し、昼夜逆転し、自室内に閉じこもっているという生活を続けていました。

ある年の夏、急に外に飛び出し、道路の真ん中で大の字になっているところを警察に保護されるということがあったため、ご家族に連れられて受診し、医療保護入院になりました。初めは病状を否認し、薬を飲もうとせず、「早く家に帰してほしい」とばかりを繰り返し要求していました。

次第に、しぶしぶですが薬を飲めるようになり、患者心理教育にも参加するようになりました。

現在、退院後3年が経っていますが、規則的に通院して服薬しています。専門学校に通っていて、卒業試験にも合格し、身につけた技術を活用し、就職したいとの希望を持っています。最近、患者さんは、

「統合失調症だというのは大丈夫だ。薬も欠かさず飲んでいる。あのときは自分でもおかしかったと思う。今は、何の症状もないが、以前夏に悪くなったのでこの季節（梅雨）から用心していきたい」

と笑顔で話しています。

薬物療法は、アリピプラゾール　9㎎／日の単剤療法です。

❖ 症例6 ❖

30代、男性。これまでに錯乱状態で入院し退院はするのですが、すぐ服薬しなくなり、昼夜逆転し、自閉し、清潔を保てない生活になってしまうということを2回繰り返していました。

今回は、宗教妄想、幻聴が著しくなった上に、被害妄想から家人に暴力を振るっ

たために医療保護で3回目の入院をしました。

薬は飲んでくれていたようですが、私が主治医として担当するまでに既に約1年間入院が続いていました。

長期間の入院となってしまっていた理由は、主に3つありました。

1. 病識がない
2. 食事時以外は自室で臥床《がしょう》していて意欲がない
3. 以前患者さんたちが集団で病棟外の院内売店での買い物のために外出したときに、本人が看護師に用足しを要求してトイレに入り、トイレ内の小窓から脱け出し、無断離院したことがあった

無断離院事件以降、ご家族は患者さんを病棟から一歩も出さないでほしいとの希望を出し、前主治医もその要望に応えて病棟外への外出禁止の措置を取っていました。いわば、患者さんは病院内の最重症患者のひとりでした。私は、主治医となって初めのうちは、傾聴のみの診察をしていましたが、2、3回診察をした後、統合失調症であることを病名告知しました。

「あなたの話からあなたの今の状態をまとめると、『あなたは、今、心や行動をま

とめることがうまくいっていない状態』と言えますね。それを他の言葉で置き換えると、『心や行動をまとめること』は『統合』となりますし、『うまくいっていない』は『失調』となり、『状態』は『症』となります。この3つの言葉をくっつけると『統合失調症』となります。あなたは、統合失調症ですからその治療をしましょう」（付録の1参照）と。そして、統合失調症を治療するためには患者心理教育に参加することが必要であることを説明したところ、患者さんは納得して参加するようになりました。参加後は、患者さんは、

「ビデオを見たことが良かった。自分はビデオの中の自身のことを統合失調症と言っている患者に似ている。自分は統合失調症だ」

と述べるなど、病識を持てるようになりました。その後の診察で、SDM（シェアード・ディシジョン・メイキング：患者さんと医師が情報を共有し相談して治療法や服薬する薬物を選択し決定すること）により、病状の軽減と安定には薬の効果が安定維持されることが重要であること、そのために効果的なのは持効性注射剤（デポ剤）（付録の4参照）であること、今飲んでいる内服薬と同じ非定型抗精神病薬のデポ剤もあることの情報提供をしたところ、患者さんが私の話を理解し、自ら内

服薬からデポ剤に変えることを選びました。ご家族には、家族心理教育（家族教室と、家族教室終了後の家族会）に参加してもらいました。患者さんは、私が主治医となって3カ月で退院し、退院後6カ月間継続した今でもご家族と一緒に通院しています。

薬物療法は、2週間に1回のリスペリドンのデポ剤（リスパダール・コンスタ50㎎）の筋注（筋肉注射）のみの単剤療法です。

❖ 症例7 ❖

30代、男性。服薬をしなくなって、妄想に支配され、夜中に出かけていったりして行動がまとまらなくなると、母親に促されて受診し、任意で入院し、開放病棟（日中は自由に外出可能な病棟）で短期間入院治療することを繰り返していました（付録の6参照）。最近も入院しましたが、

「通信で拷問《ごうもん》をされるからしゃべれない」

と言うなど、病識はなく、病気の理解ができていないにもかかわらず、

「統合失調症だとわかっている」

と言い、患者心理教育に参加することを拒否しました。任意入院で治療可能ですので、軽症と言えるでしょう。しかし、入院中の服薬はしますが、主治医の治療方針に従わないので、病気は良くなりません。

薬物療法は、4週間に1回のパリペリドンのデポ剤（ゼプリオン　150㎎）の筋注のみの単剤療法です。


これらの症例からおわかりいただけるように、重症例の患者さんのほうが、軽症例の患者さんより入院治療期間は長くなりますが、良好な結果が得られ、維持できるように思います。重症例の患者さんは、それまでは不安で苦しい状況となっている理由が理解できない病気に圧倒されているのに助けを求めることがずっとできないでいたためか、ピアサポートを重視した治療（患者心理教育）に馴染《なじ》みやすいのかもしれませんし、治療により一度病状を改善する方法に気づいたら、その方法を守っていけるのかもしれません。

（4）統合失調症は非特異的症状で始まり、非特異的症状で治まる

統合失調症の症状は、急性期の症状についてはもちろんですが、発症時の症状についてもよく本に書かれています。けれども、統合失調症の病状安定期（顕著《けんちょ》な症状が消失し、長期間病状がすっかり安定している時期）・回復期（回復したか回復に向かいつつある時期）の症状については、触れられていることは少ないように思います。

統合失調症は思春期や青年期に発症することが多く、このような発症時の症状は、特異的な症状、つまり統合失調症に特有な明らかな陽性症状《ようせいしょうじょう》（幻聴、妄想）ではなく、**非特異的症状**（不安、抑うつ、イライラ、不眠、引きこもりなど）つまり他のどんな精神の病にも見られるような症状であることが多いようです。発症後しばらく経ってからようやく、幻聴や妄想や興奮というような統合失調症であることを印象づける特徴的な（特異的な）症状が出揃ってくるようです。適切な治療により、そのような明らかな症状が消失した後、病状はどうなっていくのでしょうか。

病状が改善し安定期に入って薬物療法がうまくいっていれば、統合失調症に伴う脳内ドー

パミン機能のアンバランスが修正されていますので、顕著な**陽性症状**（幻聴、妄想、興奮などの症状）や陰性症状（意欲減退、引きこもりなどの症状）は軽減した状態になっているでしょう。このような安定期では、「昨日も、今日も、明日も、統合失調症である」こと（脳の器質的問題）が残存しているだけになっていると言ってもよいでしょうから、その器質的問題の進行性には触れずに考えると、いわば統合失調症の発症時と同様の状態に戻っていると考えられるでしょう。すると、安定時の症状としては、発症時の症状と同じような不安、イライラ、怒りっぽさ、だるさ、疲労感、やる気の低調さ、感覚過敏、睡眠リズムの変化、頭痛などの非特異的な軽症症状が残存している、あるいは出現しやすい状態になっているのだろうと思います。

このような発症時と同様な状態では、患者さんが対応できない大きなストレスが加われば、再び明らかな陽性症状が誘発されてくるでしょう。ですから、この時期の治療で重要なことは、患者さんが日頃のストレスを小さくコントロールできるようになることと言えます。

また、次のようなことも言えるでしょう。発症時には、この非特異的症状しか見られない場合に、統合失調症の診断ができにくく、患者さんはうつ病や不安障害の診断をされたり病気ではないと言われたりするということもあるので注意を要しますが、それと同様に、病状安定期では「もう大丈夫だ。統合失調症には見えないよ」「薬も必要ないのではないか」と間違って判断されることもあるのだろうと思います。病状の安定期を維持し、悪化を防ぐには、この非特異的症状に十分に注意する必要があるでしょう。

（5）患者仲間の力が治療効果をあげる

私は、統合失調症を専門的に治療していて、２００１年からは薬物療法と心理社会療法を組み合わせた治療法を行っています。

初めのころは認知集団療法の患者心理教育と家族心理教育のみを心理社会療法として行っていましたが、２０１２年からは、これらに作業療法（ＯＴ）、社会生活技能訓練（ＳＳＴ：患者用と家族用の2種類）、身体的コーピング（対処）法などを加え、病院内で病棟外の別棟に造った統合失調症治療センターと名付けた建物で教育入院プログラムとして行っています（**図3**（36-37ページ））。

教育入院とは、統合失調症患者を対象とした1・5カ月間という短期間の入院治療で、病識の獲得、患者と家族による病気の理解、病状の改善、患者-家族関係の改善などを目的としたものです（**表４**（29ページ））。

患者心理教育は大体10～20人の規模で行っていて、教育入院の患者さんの他に患者心理教育への参加を希望する一般入院中の患者さんも通院患者さんも集まってきます。ですから、その中には通院中の患者さんも、昨日入院したばかりの患者さんも、明日退院する患者さんもいますので、色々な意見を聞くことができて、ピアサポート的要素を持つ意見も期待できます。特に教育入院の患者さんは、いつもは病状に応じて男女別々の閉鎖病棟や開放病棟に散らばって入院していて、患者心理教育などのプログラムに参加するために、毎日統合失調症治療センターに集まってきて患者集団を形成することになります。1・5カ月間1つのグループとして心理社会的治療を受けますので、参加患者さんには仲間意識ができるようです。また、それぞれの病棟には、教育入院患者さん用の部屋（2～4人部屋）が1～2室ずつあって、それらの部屋に教育入院を受ける患者さんが入ります。ここでも各病棟での仲間ができます。このような患者の仲間の存在が治療効果をあげるように思います。

あるとき、女性閉鎖病棟の教育入院の部屋には4人の患者さんが入っていました。1人（Aさん）が任意入院で他の3人（B、C、Dさん）が医療保護入院でした（付録の6参照）。Aさんがこの4人の中では一番最後に入院してきていました。患者心理教育（6回1クー

ル）（**表1**（4ページ））の場で、Bさんは当初

「自分は統合失調症ではない。夫に対しイライラした態度を取ったら強引に入院させられた」

と病識なく言い、即刻退院したい様子が見られました。BさんはCさんとウマが合い、Dさんは孤立していました。患者心理教育のセッションが2、3回終わった頃のセッションで、Bさんの様子が変わってきました。

「自分も以前幻聴や妄想があった。それでイライラしていて夫に当たったりした」

と述べました。Cさんが

「この頃、私たちも4人で（患者心理教育で見た）ビデオの中の人たちのように病気の話をしている」

と言い、その発言に対してBさんは頷いていました。診察時にその辺りの話を聞くと、Cさんは

「Aさんは、入院したときに病室で『自分は統合失調症だ』と言い、自分の話を始めたので驚いた。それで私（Cさん）も気楽に病気のことを話せるようになったし、Bさんとは症状が似ていると話し合った」

とのことでした。

統合失調症センターでは、同じ病気の統合失調症の患者さんばかりで話しやすく、共感しやすく、習ったことを理解しやすいという意見をよく聞きます。そして、この4人の女性患者さんたちのように、病棟でも同じ病気の同じ目的を持つ患者だけで一部屋で過ごしていることで、様々な病気の患者が入っている普通の病室で入院生活をするより話がしやすいという意見もあります。

このように統合失調症治療では、患者仲間の力が心理社会療法の治療効果をあげると言えるでしょう。

(6) 高血圧症のように通院治療し、糖尿病のように入院治療する

統合失調症の治療は、これまでの長期入院になりがちな収容型入院医療から短期入院、通院型医療に変わりつつあります。

統合失調症は、慢性の病気ですから、調子の波があり病状が悪くなることがあるでしょう。病状が著しく悪化すれば一時的に入院治療することが必要になることもありますが、常日頃

は、調子の良い時悪い時の波があっても症状にうまく対処することで、病気を管理して通院治療を維持していくことが、統合失調症治療としてふさわしい治療法であると言えるでしょう。

そうしますと、患者さんの病気への態度は受け身ではなく主体的積極的であるべきで、患者さんは病気とその治療法を理解し、医師に正確にその時々の病状を伝え相談して指導を受けていくという治療態度が大切です。

身体疾患の慢性の病気の治療になぞらえて統合失調症の治療を表現すると、高血圧症のように通院治療し、糖尿病のように入院治療するのが統合失調症治療だと言えると思います。

この考え方について説明しましょう。高血圧症は、原因がよくわからない（これを本態性高血圧症といいます）場合が多い慢性の病気ですので、対症療法的に血圧を下げることができる薬を飲み続けるのが治療となります。また、患者さんは自ら日常生活ではストレスが小さくなるようにコントロールしていくことが大切となります。それでも、突然血圧が高くなってしまうことがあるでしょう。そのときは、患者さんは休みを取り、ストレス環境を見直すようにして、しばらく様子を見た後、通院時に医師に相談して薬物療法を調整してもらったり日常生活の指導をしてもらったりすることになるでしょう。統合失調症治療もこれと同様だということです。

また、糖尿病も患者さんが病気を理解して病状を管理していく必要がある慢性の病気です。もし通院治療がうまくいかなければ、すなわちインスリン（血糖値を低下させる薬）を使用しているにもかかわらず血糖値が高い状態が続くと、医師に入院治療を勧められるでしょう。その入院は教育入院で、インスリン量の調整をするだけでなく患者さんとご家族に心理教育プログラムに参加してもらい、病気理解と栄養・運動療法についても勉強してもらうことになるでしょう。要するに、入院治療では薬物療法と、患者さんとご家族に対する教育指導を同時に行うことが重要になってきます。統合失調症の入院治療もこれと同様に行うとよいだろうと思います。

私は、統合失調症の教育入院（**表4**（29ページ））をしています。未治療の患者さんでも、興奮が著しい患者さんでも、病識がない通院患者さんでも教育入院すると良くなります。自ら希望して入院する患者さんも、ご家族が希望して医療保護入院する患者さんも、教育入院すると良くなります。教育入院の概要を説明しましょう。

入院期間は1・5カ月（6週間）で**クライエント・パス**（付録の7参照）を骨格にして治療を行い、患者さんに患者心理教育（「統合失調症に負けないぞ教室」）をはじめとする教育入院プログラムに参加してもらい、そのご家族には家族心理教育（「家族教室」）などに参加してもらいます。目的は、病識の獲得、患者と家族の病気の理解、病状の改善、患者-家族関係の改善、対処法の理解などです。教育入院した患者さんの大多数は、患者さんをうまくサポートできるようになったご家族に支えられ、病状が安定して、継続して通院治療できているようです。

（7）抗精神病薬をどう使うか

統合失調症の治療で抗精神病薬を使用するときの問題点は3つあります。1つ目は、どういう薬を選択し使用するか、2つ目はどれくらいの薬用量（服薬する量）を使用するか、3つ目は補助薬（気分安定薬、抗不安薬、睡眠薬など）をどう使うかです。以下に順番に見ていきましょう。

1．どう抗精神病薬を選ぶか――鎮静系と非鎮静系

統合失調症治療薬には、約60年使用されている定型抗精神病薬（従来の抗精神病薬）と20

年弱使用されている非定型抗精神病薬（新規抗精神病薬）の2種類があります（付録の4参照）。定型抗精神病薬は、極端なことを言えば陽性症状しか改善せず、副作用の錐体外路《すいたいがいろ》症状《しょうじょう》（パーキンソン症状、アカシジア、ジストニア、ジスキネジア）が出現しやすいものですが、非定型抗精神病薬は、陽性症状のみならず陰性症状も認知機能障害も改善し、副作用の錐体外路症状が出にくくなっています。このようなことから、最近は、

・**非定型抗精神病薬**（8種類ある）：リスペリドン、ペロスピロン、オランザピン、クエチアピン、アリピプラゾール、ブロナンセリン、パリペリドン、クロザピン

をよく使用するようになっています。

この非定型抗精神病薬はまた2種類（鎮静系と非鎮静系）に分けられ、

・**鎮静系**：リスペリドン、ペロスピロン、オランザピン、クエチアピン、クロザピン
・**非鎮静系**：アリピプラゾール、ブロナンセリン、パリペリドン

があります。非定型抗精神病薬なら何でもよいというのではなく、この2種類を患者さんごとに使い分けて治療することが大事でしょう。

原則としては、陽性症状や興奮が強い場合には鎮静系を使用し、陰性症状が強いが陽性症状はそれほど強くない場合には非鎮静系を使用するとよいでしょう。また、急性期には鎮静

系を使い、その後、安定すれば回復期に非鎮静系に切り替えるという方法もありますし、興奮が強くても補助薬の気分安定薬を併用したうえで将来（安定期・回復期は鎮静がないか少ないほうがよいでしょう）を見越して非鎮静系で薬物療法を始める場合もあります。

2. 薬の抗精神病作用の力をどのレベルに設定するか ——症状を消すことだけが治療ではない

急性期と安定期・回復期とは薬の使い方が違います。急性期では、少しでも早く陽性症状が軽減し落ち着くように高用量で開始することが必要なことがありますが、安定期・回復期では、適切な効果が期待できかつ副作用が最も少なくなるように、いかに低用量（少用量）に変えていくかが課題となります。ただ、注意しなければいけないことがあります。急性期で高用量を使用するときには、症状が軽減できても副作用が出てはいけませんので、十分注意する必要があります。高用量を使用したり鎮静作用の強い薬を使用したりしたことによって鎮静が強く出てボーっとしてしまうと、患者心理教育の効果が出にくくなったり病的世界と現実世界の区別がつきにくくなったりします。したがって、症状を消そうとするのではなく、ある程度安定し、患者心理教育に出て対処法を学び、症状にうまく対処できる程度に、用量を設定したほうがよいだろうと思います。

一方、安定期・回復期では、副作用が少ないから低用量が良いとはいえ患者さんが病状で苦しむことができるだけ少なくなるような用量に設定する必要があります。薬が少なくなればなるほど患者さんが対処しなければならない症状が増えて患者さんが苦しむことになりますので、用量をどこまで下げるのかは十分に注意を要します。

3．補助薬をどう使うか

陽性症状に興奮を伴う場合がありますが、陽性症状には**抗精神病薬**で対応し、興奮には抗精神病薬ではなく**気分安定薬**（バルプロ酸ナトリウムなど）や**抗不安薬**（ロラゼパムなど）という補助薬で対応するとうまく治療できます。また、イライラが強いときや情緒不安定が見られるときも気分安定薬を使うと安定するので、抗精神病薬による治療がうまくいくことがあります。これらの補助薬については、治療が進んで病状が安定してきたら徐々に減薬しながら使用を中止するのが原則ですが、気分安定薬については中止せず飲み続けたほうがよい場合もあります。

他にも補助薬として、不眠には睡眠薬を使い、抑うつには抗うつ薬を使い、副作用止めとして抗パーキンソン薬を使うことがあります。

当然ながら補助薬にも副作用があることに注意する必要があります。

(8) 患者さんの病識とご家族のサポートがあってこその薬物療法

統合失調症の薬物療法は、それだけでは成立せず、心理社会療法と相俟《あいま》って初めて適切なものとなると言えます。心理社会療法には色々ありますが、患者心理教育と家族心理教育を同時に行うことがよいようです。

患者心理教育には個人を対象とするものと集団を対象とするものがありますが、集団の患者心理教育のほうが効果的だと思います。私は、入院中の患者さんも通院中の患者さんも他院で治療している患者さんも、みんなに集まってもらって患者心理教育を行っています。そうすると、昨日入院したばかりでまだ落ち着きのない患者さんもいます。明日退院することになっていて病識（統合失調症であるという認識）を獲得していて病気の管理をしていく自信がある患者さんもいます。病識はあるけれども不十分なまま通院はしている患者さんもいます。まったく病識がなく嫌々通院している患者さんもいます。どんな患者さんでも制限することなくみんなに集まってもらっていますので、毎回の患者心理教育のセッションには、常に教師役の患者さんもいれば反面教師役の患者さんもいることになります。このことが、集団の患者心理教育のほうが個人を対象とする患者心理教育よりも効果的に優れていると考えられる理由のひとつだと思います。

家族心理教育でも同じです。単一の家族を対象にしたものと、複数の家族からなる集団を対象としたものがありますが、私は集団の家族心理教育が治療効果が高いと考えて実施しています。入院中の患者さんのご家族も、通院中の患者さんのご家族も、他院で治療中の患者さんのご家族も、未治療の患者さん（まだ、患者さんと言えないのかもしれませんが統合失調症の疑いが強い人）のご家族も、みんなに集まってもらって行っています。

患者さんが集団の患者心理教育で仲間と一緒に病気について学び、理解し、**病識**を持ち、症状への対処法を身につけることで、自信を持ち、**レジリエンス**（人が生来持っている抗病力、回復力、自然治癒力、生きる力）を高めることができるようになります。すると、そのような患者さんでは、薬物が効く素地が大きくなり、薬を多く必要とすることがなくなり、薬物療法を適正化（できれば、単剤少量療法へ）することができます。

同時に、ご家族が、集団の家族心理教育に参加し、家族の仲間と一緒に学び、病気を理解し、**エンパワメント**（ご家族が元々持っている患者さんを愛する力を引き出すこと）され、患者さんをサポートできるようになると、患者さんが安心し、ご家族を信頼し、ご家族に相談できるようになり、レジリエンスを高めることができて、患者さんの薬物が効く素地を大きくすることができます。このように家族心理教育は、患者心理教育と同様に薬物療法を適正化することに役立ちます。

薬物療法は、それだけで患者さんに病識を持たせることはできません。患者さんが、病識なく、病気に負け、症状に振り回されていると、病状は一層悪化しますので、そのぶん必要な薬物の量が多くなるでしょう。ですから、薬物療法は、それだけでは適正化されたものにはなりませんし、**多剤併用大量療法**（２種類以上の抗精神病薬を使用し、一日の薬用量がクロルプロマジン換算１０００㎎を超える薬物療法）（付録の５参照）になりかねません。

さて、私の患者心理教育では、患者さんが集団で、同じ統合失調症の患者が笑顔で病気克服法について語っているビデオを見て皆で話し合うというスタイルのプログラム（「統合失調症に負けないぞ教室」の中の「幻聴君と妄想さんを語る会」）が最も効果があることがわかっています。これは**ピアサポート**（回復した、あるいは回復しつつある患者さんに話をしてもらい、病状の回復を応援してもらうこと）を治療的に重視すべきであることを意味しています。

ご家族についても家族会で先輩のご家族が後輩のご家族に助言指導していくことが効果的なようですので、家族心理教育の場合もピアサポート的要素が重要であろうと考えられます。したがって、患者さんとそのご家族が、同時にピアサポート効果がある患者心理教育と家族心理教育を同時に受けることが、患者さんの病識の獲得とご家族のサポート力の向上をもたらし、結局は薬物療法の適正化につながるだろうと思います。

（9）薬物療法に頼りすぎるのは焦りの表れ

統合失調症は、原因不明の脳の病気ですが、統合失調症患者の脳内では、ドーパミン神経系（信号伝達の化学物質としてドーパミンを用いる神経）の機能異常が見られることがわかっています。そこで、ドーパミン神経系の機能異常を修正する働きのある化学物質を薬（抗精神病薬）として使用しています。

抗精神病薬は、大脳辺縁系での過剰となっているドーパミン神経系の活動度を下げることによって陽性症状を軽減し、前頭葉での正常より低下しているドーパミン神経系の活動度を上げることによって陰性症状や認知機能障害を改善します。これが、統合失調症の薬物療法と呼ばれるものの中身ですが、これらはあくまでも対症療法です。抗精神病薬を飲んでいるあいだはドーパミンの機能異常は修正されていますが、飲まなくなれば元に戻ってしまいます。また、抗精神病薬により脳内のドーパミンの機能異常は修正されても脳の基本的器質的問題は未解決のままですので、どんなに安定しているように見えても「昨日も、今日も、明日も、統合失調症である」ことによる不調の芽はいつでも生じてきます。ですから、いつでも十分な薬物療法であり続けることは不可能です。このようなことから、統合失調症の治療は薬物療法だけでよいとは当然考えられないでしょう。

一方で**認知療法**としての患者心理教育などの心理社会療法を行うことで、患者さんが病識を持ち、病気を理解し、対処法を身につけられれば、レジリエンス（抗病力、回復力、自然治癒力、生きる力）が高まり、うまく病気を管理できるようになって治療が進むでしょう。さらに、レジリエンスが高まれば、薬が効く素地が大きくなって、薬の効果が出やすくなりますので、薬の量を減らすこともできるなど、薬物療法をうまくできるようにもなります。

しかし、このような心理社会療法の効果が出てくるまでには、薬物療法より時間がかかりますし、患者さんは薬物療法でのように受動的であってはならず、積極的に主体的に心理社会療法による治療に関与しなければなりません。

要するに、統合失調症治療では**総合力**が重要なのです。

どんな薬でも期待される作用があれば期待されない副作用もありますし、服用する抗精神病薬が多くなれば、そのぶん副作用（鎮静、錐体外路症状、高プロラクチン血症、代謝障害、自律神経症状など）（付録の4参照）が出る可能性が大きくなります。

また、薬物療法で症状を消そうとして服用量が多くなると、副作用の鎮静が強まりボーっとしてしまうので、症状と現実を区別する力が弱まります。これでは、病気の管理はできません。

以上から、治療を薬物療法だけに頼るのは不十分であり、あり得べき治療法とは言えないのは明らかでしょう。このような薬物療法に、早く何とかしたいと頼りすぎるのは、焦りの表れでしょう。

ご家族の中には、

「どんなに副作用が出てもよいから、強い薬を主治医に頼んで出してもらいなさい」

と入院中の患者さんに平気で言う人がいます。論外です。ご家族には、ぜひ薬物療法の統合失調症治療の中での位置づけを理解してもらいたいと思います。

（10）強い副作用がある薬の使用や電気けいれん療法のとらえ方

統合失調症の患者さんの中には、確かに難治（2種類以上の抗精神病薬を次々と最大用量まで使用しても病状が改善しないこと）の方がいます。難治の患者さんには、**クロザピン**という抗精神病薬を使用するとよいとか、**電気けいれん療法**をするとよいとか言われています。電気けいれん療法とは、けいれんが起きる程度の電流を前頭部に短時間流して病状を改善しようとする方法です。最近は修正型電気けいれん療法（mECT）という麻酔をかけて実際のけいれんは発現しないようにして行う方法が広がっています。

クロザピンは確かによく効くようですが、重篤《じゅうとく》な副作用（無《む》顆《か》粒球症《りゅうきゅうしょう》、心筋炎、高血糖など）が出る可能性があります。

電気けいれん療法では健忘（これは鎮静と並んで良くない副作用のひとつでしょう）などの副作用が出る可能性があります。

私は、鎮静作用が強く出る薬の使い方は患者さんの回復のためにならないから、しないようにしよう、ＳＤＭ（シェアード・ディシジョン・メイキング：患者さんと医師が情報を共有し相談して治療法や服薬する薬物を選択し決定すること）を大事にしようと考えるようになっているこの時代では、クロザピンの使用や電気けいれん療法はひとつの治療法ではありますが、患者さんとご家族に負担をかけるものであって推奨されるものではないだろうと思っています。

クロザピンの使用や電気けいれん療法を行う前に、十分に時間をかけ、心理社会療法を行い、患者さんの病識を得られるようにすべきだろうと思っています。なぜなら、統合失調症の治療の究極の切り札は病識であり、病識を獲得させる患者心理教育が統合失調症治療で重視されるべきだと考えるからです。

実際、クロザピンでの治療を受けたが症状が良くならないとか、電気けいれん療法を受けたが良くなっていないと言って、患者心理教育を受けたいとの希望で私のところに来る患者さんがいます。その症例をご紹介しましょう。

❖症例8❖

20代、女性。幻聴、被害妄想、意欲減退、無為自閉が見られ、あるクリニックに通院していました。しかし、病状が良くならないため転院しました。

新しい病院でも病状改善しないため、さらに転院したところ電気けいれん療法を勧められて受けましたが、やはり病状は良くなりませんでした。

そこで、私の病院に患者心理教育を受けたいと希望し、転院してきました。

初診時は、無表情で全く意欲のない自閉した患者さんでした。患者心理教育を受けたところ、病識を持てるようになり、病状も良くなって退院しました。

現在まで規則的に通院しています。

現在は、病識が維持され、幻聴や妄想は軽減し、うまく対処できていますし、外出したり（地方でホームステイしたり外国に一人で行ったりもできています）自分の趣味をしたり専門学校に通ったりと、頑張っていて、意欲的になっています。診察時には笑顔が見られ、病状や対処法を積極的に話してくれています。

薬物療法は、アリピプラゾール 12mg／日のみの単剤療法です。

この症例で、統合失調症治療の究極の切り札は、患者心理教育による病識の獲得だということがおわかりいただけただろうと思います。

（11）患者さんのレジリエンスを高める通院治療

統合失調症は原因不明の脳の病気ですから、幻聴や妄想の基盤となる脳の器質的異常は、治す方法はなく、どんな治療を受けても変わりません。ですから、生涯常に「昨日も、今日も、明日も、統合失調症である」ということになります。そして、どんな治療をどれほどの期間に受けても幻聴や妄想はなくならないと考えたほうがよいでしょう。このことは、世界で最も回復した患者と言われているノーベル経済学賞を受賞したアメリカの数学者であり、映画『ビューティフルマインド』の主人公にもなっているジョン・ナッシュさんでも今なお幻覚がある（このことは、最近のアメリカ精神医学会での講演でご本人が話していたようです）ということからもわかるだろうと思います。

だからといって、治療を諦める必要はありません。

統合失調症は、慢性の病気で長期間継続した治療を要することになりますので、当然通院治療が治療の基本となるでしょう。

では、統合失調症の通院治療のあるべき姿はどのようなものでしょうか。一言で言えば、

レジリエンス（抗病力、回復力、自然治癒力。生来、人に備わっている生きる力）を高める治療と言えるだろうと思います。安心し、病気を管理できる自信が強まれば、そのぶんレジリエンスは高くなるでしょう。

レジリエンスを高める治療とは、具体的には、患者さんが病識を維持し、病気の管理と症状への対処ができ、「昨日も、今日も、明日も、統合失調症である」ことから出てくる不調の芽に気づき、対処できるように、患者さんの話を傾聴し、助言指導していく治療であると言えましょう。

その際の薬物療法はどのようにあるべきでしょうか。通院治療では、どのような薬物をどれくらい飲むかについて調整していくことは必要なことではありますが、最重要ではなく、患者さんの話を時間をかけて傾聴し、患者さんと相談し、なるべく副作用が少ない単剤少量療法になるように調整していく薬物療法をしていくべきであると言えるでしょう。そして、患者さんが統合失調症の病状管理を長期間続けて行く力（レジリエンス）を維持し、統合失調症に負けずに、昨日より今日が、今日より明日が少しでも良くなるように頑張っていくのを助ける薬物療法であるべきでしょう。

このような通院治療が、統合失調症の患者さんの幸せにつながるのだろうと思います。

第2章　急性期後の安定期で気になること

（1）幻聴や妄想にいつも自分なりの対処法を実行する

幻聴や妄想は、統合失調症に特徴的な最も一般的な症状であって、なかなか無くならない症状でもあります。しかし、幻聴や妄想に振り回されてしまっていては、患者さんは毎日の生活を自分らしく生きていくことができません。ですから、幻聴や妄想はあってもかまいませんが、幻聴や妄想に自信を持ってうまく対処していけることが大切です。

どう対処すればよいのでしょう。**2段階法**で対処するという原則のもと、自分なりの対処法をいくつか持っているとうまく対処できるだろうと思います。2段階法というのは、幻聴や妄想に対する対処法で、次のようなものです。

2段階法

幻聴への対処

第1段階…幻聴と現実を区別し、幻聴であれば無視し、聞き流し、関わらないようにする。

第2段階…幻聴から注意を逸らし、他へ注意を向け、そちらに集中する。

◉妄想への対処

第1段階…妄想と現実を区別し、妄想であれば「いつもこんな考えが浮かぶと苦しくなるから」と、考えをストップする。

第2段階…妄想から注意を逸らし、他へ注意を向け、そちらに集中する。

◉他へ注意を向けるコツ

たとえば、運動したり、人と話したり、音楽を聴いたり、楽器を演奏したり、趣味に熱中したり、横になって休んだり、ガムを嚙《か》んだりするとよいでしょう。なるべく、頭を使わないようにし、頭をカラッポにできるとよいでしょう。

しかし、このような対処法がなかなかうまくいかないときもあります。でも頑張って続けていくことが大切です。自分なりの対処法を繰り返し行っているとうまくできるようになります。

症例を挙げてみましょう。

❖症例9❖

30代、男性。患者さんは私の病院に入院しましたが、入院後しばらくは落ち着かず、隔離室にいました。

「神の声（幻聴）がする」

と言って長時間同じ姿勢で立ちつくしていたり、独語をし続けたり、食事をしなかったりと重症でした。少し良くなり、隔離室から出た後も、被害妄想から看護師に暴力を振るったりして看護困難な状況が続いていました。

このような状態ではありましたが、私は患者心理教育に参加するよう指示しました。患者心理教育に参加した後、病気を理解し、病識を持てるようになりました。そして、幻聴は残存していましたが、急速に落ち着いてきて、退院することができました。

退院後、規則的に通院していました。いつも診察時に

「『トイレで声が聞こえたり大きな音がしたりする』という幻聴があるが、無視して患者心理教育で習ったように2段階法で対処するようにしている」

と話していました。付いてきたご家族は

「幻聴があると大声を出したり大きな音を立てたりすることが時々はあるが、それ以外は落ち着いている」

と話していました。このような様子が2年半ぐらい続いていました。しかし、最近、患者さんが

「幻聴がなくなりました」

と教えてくれました。ご家族も

「（患者さんの）言う通りのようだ。大声を出したり大きな音を立てたりすることがなくなった」

と話してくれました。退院後2年半を超える長期間、患者さんは、私の治療方針の2週間に1度の外来診察を嫌がらず続け、服薬をしっかり守ってくれていましたし、診察時の幻聴への対処法についての指導を受け入れ、習ったように対処法を毎日続けてきたことが良かったのだろうと思います。

薬物療法は、リスペリドン 12mg、ゾテピン 150mg／日の2剤での治療となっています。

（2）疲れすぎないようにする――限界設定

急性期の病状への対処は、治療のスタートを切る意味で統合失調症治療の中では大事なことです。しかし、統合失調症は慢性の病気ですから、多くの患者さんにとっては、安定期・回復期を過ごす時間のほうが急性期の病状に陥る時間より長いのです。ですから、「昨日も、今日も、明日も、統合失調症である」ことにどう対処していくかがより一層大事なことになります。

どう毎日の過ごし方を適切にすることができるかが治療上重要になります。患者さんは、一日を１００％の力で過ごすのではなく、無理をしすぎず70～80％の力で一日を終え、残りは予備力として保持し、「昨日も、今日も、明日も、統合失調症である」ことに対処することに使い、翌日を余裕を持って迎え大事にできるようにすべきです。言い換えれば、患者さんは、**限界設定**をうまくして、毎日を疲れすぎないように過ごしていくことが大切だということになります。

毎朝、今日の自分の心のエネルギーを量り、その70～80％の範囲内でできることを一日の予定として定めて一日を始めるとよいでしょう。その日の自分の心のエネルギーは、朝起きたときの心の具合でおおよそわかるだろうと思います。

もうひとつ大事なことは、一日にあれもこれもしないようにすることや、もう少しできそうに思っても当初の予定に追加してやろうとしないことです。

消費する心のエネルギーがその日の限界を超えると、幻聴や妄想などの症状に対処する力がなくなってしまいますし、「昨日も、今日も、明日も、統合失調症である」ことを原因として、不安やイライラが増大したり、怒りっぽくなったり、頭痛やだるさなどの身体症状が出たりするでしょう。限界設定をうまくできるようになることが、安定期の毎日の生活を良い状態に維持していくうえで大切ですし、ひいては統合失調症治療をうまく続けていくうえで大切になります。

症例を挙げて見てみましょう。

❖症例10❖

30代、男性。退院後、元の職場にもどり、正社員として働き始めました。

初めのうちは、会社の配慮もあり半日勤務をしていました。この時期は、特に訴えはありませんでしたが、しばらくして一日勤務になったころから、頭痛を訴えるようになりました。私は、無理をしないように、上司に相談し、仕事内容を考慮してもらうように指導しましたが、患者さんは上司にうまく相談できず、我慢してそのままの勤務形態で働いていました。どうにも頭痛が治まらない日は仕事を休んだりしていました。

私は再発するのではないかと心配していましたが、休みながらも通勤できて、なんとか無事に退院後3年以上が経過しました。

最近は、心のエネルギーが増え、自信を持てるようになって、仕事にも慣れたのでしょう、頭痛の訴えはなくなりました。

この症例では、初めは、心のエネルギーは、なんとか半日勤務はできるものでしたが一日勤務には不十分だったのだろうと思います。その結果、頭痛を訴えたり、休まなくてはならなくなったりしたのでしょう。患者さんは、仕事を優先するあまり私の指導を受け入れませんでした。幸い再発することはありませんでしたが、限界設定をうまく行い無理をしすぎないことが大切です。

薬物療法は、オランザピン 10㎎／日のみの単剤療法です。

（3）受診間隔が患者さんの生活リズムを作る土台となる

統合失調症は、慢性の病気ですから、入院治療が行われるとしても短期間のものであるべきであり、長期間継続した通院治療が主な治療法となります。そうしますと、通院間隔はどのように設定すればよいのでしょうか。

治療開始後あるいは退院後の初めのうちは、病状も不安定で心配な状況ですので、患者さんは、いやおうなく治療的に1～2週間に1回の通院が必要と判断されますし、患者さんも納得してくれます。ところが、多くの患者さんは、治療開始後あるいは退院後落ち着いてきたら、なるべく早く月1回の診察、すなわち4週間に1回の受診になることを希望するものです。

しかし、統合失調症は、一般の病気のように単に受診して診察をしてもらい、処方・処置をしてもらえばそれで十分ということではありません。したがって、安定期の通院間隔は、統合失調症では、身体の慢性の病気とは異なり、急性期の状態が治まってどんなに月日が経ったときでも、治療的必要性から短い間隔での受診（2週間に1回や毎週1回という受診頻度）を促すこともあります。

統合失調症は、「社会性の低下」の病気と言えますので、「社会性の回復」を目指した治療を続けていく必要があります。社会性の回復を目指すには、患者さんが生活のリズムを整え、日課をうまく作り、ご家族との共同作業とコミュニケーションをスムーズに行えるようにし、孤立・孤独を避け、少しずつ外出し、人と付き合ったり用事をこなしたりするようになっていくことが望まれます。その社会性の回復を支えていくのが通院治療ですので、患者さんの状況に応じて通院間隔が決定されることになります。

病状が悪化している、あるいは、悪化の兆しが見られるときは、当然1～2週間の短い間隔になりますが、そうでなくても、十分に外出できない患者さんには、1～2週間に1度の割でご家族と一緒にでも通院するように指導しています。このような患者さんには、病院に来ることを生活リズムの基盤にしてもらうために、短い間隔での受診を続けるよう指導しているのです。また、主治医と短い間隔で話をすることを続けることも、生活リズムの形成を助けるばかりでなく患者さんの安心を高めることになってよいのです。

統合失調症の通院治療は、患者さんが生きることに直結しているのです。

(4) ご家族は、低い感情表出をいつも意識しよう

慢性の病気に罹患《りかん》している患者さんのご家族が、低い感情表出であることは、患者さんの予後を良くするので治療上大事なことです。このことは、統合失調症でも同様です。

低い感情表出とは、Low《ロー》 EE《イーイー》とも言い、ご家族の患者さんに対する感情の表出が低い・小さいということです。低い感情表出の条件は、次の通りです。

●低い感情表出の条件

①批判しない
②敵意を持たない
③感情的に巻き込まれすぎない
④褒《ほ》める
⑤温かい雰囲気の家庭をつくる

ご家族は、低い感情表出であり続けることは難しいことですが、いつも意識していられるとよいでしょう。

統合失調症の患者を持つご家族が家族心理教育（家族教室）に参加して、病からの回復におけるご家族の役割を理解できれば、低い感情表出になれますが、低い感情表出であり続けるためには家族会（家族心理教育を継続した形のもの）に参加し続けることが大切です。ご家族たちが仲間となって、お互いの悩みを話し合いながら、様々な情報交換をしながら仲間意識を高めていければ、家族会が大きな家族のようになって、ご家族の心が救われやすくなるだろうと思います。単一の家族でなんとかしようと思うと、つらいものですが、多くの家族が集まり助け合っていこうとすれば、うまくいくことも多くなります。

あるご家族は、家族会で次のように言っていました。

「家族会に出ていると、自分一人ではないと思える。自分の悩みを理解してくれて相談に乗ってくれる仲間がいる。だから、この家族会は自分の命綱だ」

ご家族の中には、低い感情表出であることが大事であることはわかっているけれども、日々の生活で低い感情表出を実践することがなかなか難しいと、悩んでいる方がいらっしゃいます。しかし、ご家族が低い感情表出であることが患者さんが元気になり病気を管理する力を維持するのに大切であることを理解できていれば、患者さんに対して、たとえ感情的になって大声で怒り注意するようなことがあったとしても、その程度はセーブされているでしょうし、すぐ低い感情表出に戻せるでしょうから、大丈夫です。

24時間常に低い感情表出であることは困難なものでしょうから、いつも低い感情表出であろうと意識しているだけでもよいだろうと思います。

家族会で、あるご家族が次のように話していました。

「娘（患者さん）の様子に、以前ならイラついて文句を言う場面であっても、今は家族心理教育で勉強したので『Low EE（低い感情表出）だよ、Low EE だよ』と（患者さんの両親が）お互いに注意し合って、娘に厳しく対応しないように心がけている。そうしたら、以前はなかったことだが、最近は、娘から、『美容院に一緒に行ってほしい』と言ってきて、化粧もしっかりするようになった。娘は、明るくなって、身だしなみもしっかりしていて、どこが病気なのかとさえ思えるようになってきた」

（5）「どうにもならない」ではなく「なんとかなるさ」

統合失調症の患者さんは、**レジリエンス**（人が生来持っている抗病力、回復力、自然治癒力、生きる力）を高めて病気を管理する力を強化していければ、病気から回復できるだろうと思います。レジリエンスを高めることは、患者さん一人では簡単ではなく、ご家族が患者さんにうまく接してサポートできるようになれば、患者さんは安心し、ご家族を信頼し、レジリエンスを高めることができるようになるだろうと思います。つまり、家庭でのご家族の態度が統合失調症の患者さんの回復に大きく影響するだろうと思います。

患者さんの回復にとって好ましいご家族の態度としては、**低い感情表出**（①批判しない、②敵意を持たない、③感情的に巻き込まれすぎない、④褒める、⑤温かい雰囲気の家庭をつくる）、**受容**（100％の愛）と**共感**（患者の目線に立って物事を理解すること）ができていること、**愛の距離**（いつも同じ距離からサポートしていること）を取れていることの他に、「どうにもならない」ではなく「**なんとかなるさ**」というご家族の態度が挙げられます。

「どうにもならない」と「なんとかなるさ」の2つの表現は、ご家族の患者さんの治療と予後に関する気持ちや考えの表現ですが、ご家族がどちらの表現をするかは患者さんの治療と予後に大きく影響するでしょう。

「どうにもならない」とは、ご家族の患者さんの治療と予後に関する諦めの気持ちの表れでしょう。統合失調症は確かに根治しない病気ですから、ご家族としてなかなか希望を持ちにくい病気かもしれませんが、ご家族が「どうにもならない」と諦めてしまうと、症状に対処し、病気を管理して、回復しようとする患者さんをうまくサポートしていくことができないでしょう。それでは、良くなるかもしれない病気も良くなりようがありません。

「なんとかなるさ」とは、ご家族が患者さんの治療と予後に関して、将来を考えて悲観することなく、今をありのままに受け止め、焦らず、患者さんの病気の管理と回復をサポートしていこうとする大切なご家族の態度を表すものです。その結果、患者さんは、ゆとりを持っているご家族を信頼し、リラックスして、ストレスを高めることなく、焦ることなく、回復への努力を続けることができるでしょう。

このように、「どうにもならない」ではなく「なんとかなるさ」というご家族の態度は、患者さんのストレスを減らし、安心とご家族への信頼を高めることになり、病気の回復につながるでしょう。

（6）ご家族は、時間をかけて患者さんの話に耳を傾けよう

ご家族はどう患者さんに対応したらよいのでしょう。最も基本的な態度は**傾聴**です。傾聴とは、静かに心を澄ませて耳を傾けて聴くということですが、以下に具体的に説明しましょう。

統合失調症の患者さんは、幻聴（対象なき知覚のひとつ。発生源が外界のどこにもない音や声が聞こえていること）や妄想（現実的証拠のない訂正不能な誤った考え）という症状がありますが、幻聴や妄想という言葉は、健常者が患者さんの言動を表現する言葉であって、元来患者さんが発する言葉ではありません。ということは、患者さんに、それは幻聴だ、妄想だと指摘しても、患者さんは認めることはありません。

患者さんは、幻聴や妄想が被害的な内容である場合には、

「電波で言ってくる」

「テレパシーで言ってくる」

「見張られている」

「妨害される」

などという言葉で表現し、自分が正当に生きる権利を脅かされていると主張します。患者さんは、このような言葉で必死に自分を守ろうとしているのです。ですから、そのような幻聴や妄想に対しての態度は注意しなければならないのです。

ご家族を含む周囲の人は、幻聴や妄想を否定も肯定もしてはいけません。否定すれば患者さんを刺激して怒らせるだけですし、肯定すればそのような病的主張を助長するだけです。

では、どうすればよいのでしょう。傾聴するのみです。患者さんの幻聴や妄想の言葉を無視したり、いい加減に聞いたりするのではなく、耳を傾けて聴くのです。時間をかけて聴くのです。早くなんとかしようと思っても、幻聴や妄想の成立事情と定義から、わかり合うのは無理なので、決して良い結果は出ませんし、患者-家族関係を悪くするだけです。

傾聴すると、どういう良い結果が得られるのでしょうか。時間をかけて聴き入っていると、幻聴や妄想の内容は理解できなくても、共感でき、患者さんが幻聴や妄想を持たざるを得なくなった事情や感情が理解できるようになるはずです。そうなれば、ご家族は患者さんに優しい言葉をかけることができ、それによって患者さんはひとまず幻聴や妄想の苦しみから離れて、現実世界に関わる力を取り戻せるようになれるだろうと思います。

そうなれば、ご家族は患者さんを誘って一緒に何かを楽しむ、一緒にどこかへ出かけるなどの行動により、患者さんを病気の異常な世界から現実世界に引き戻すことができます。このようなことを繰り返していけば、患者さんの病気の管理を手助けできることになります。これが治療です。

ですから、ご家族にとって大切な態度とは、時間をかけて傾聴することや短時間で良い結果を期待しないことであると言えます。

(7) 這えば立て、立てば歩けと焦りすぎるのをやめる

「這《は》えば立て、立てば歩け」というのは、生まれたばかりの赤ちゃんを持つ親の、子の成長を期待する気持ちを表しています。微笑《ほほえ》ましいものです。統合失調症の患者さんを持ち、患者さんの回復を期待するご家族の態度にも似ているのかもしれません。

しかし、統合失調症の患者さんを持つご家族の態度の基本は、患者さんの目線に立って物事を理解するという「**共感**」です。したがって、「這えば立て、立てば歩け」というのは、この基本的態度と正反対で親の目線からの考えですから、統合失調症の患者さんの回復を期

待するご家族の態度としてはふさわしくないのは当然でしょう。「這えば立て、立てば歩け」というのは患者さんの事情を無視していてかつ焦りすぎであるため良くないのです。

統合失調症の治療で言えば、たとえば退院したばかりの患者さんに対し、デイケアに行け、地域生活支援センターに行け、作業所に行け、アルバイトしろ、すぐ働けとせかすのは良くないということです。あるいは、引きこもりがちの患者さんに、部屋から出てこい、家から外へ出ろ、散歩してこい、などと命令することも良くありません。引きこもりは、患者さんの心の防衛方法のひとつでしょうから。

つまり、患者さんごとの病気の段階があり、症状があり、症状に対処する力の差がありますので、患者さんの誰もが回復を目指すのですが、その回復へのスピードは患者さんごとに異なるはずです。

また、ご家族は、何事につけ指示・命令することなく患者さんと相談しながら、共感しながら、判断し、実行していくことが望ましいのです。ご家族にはそのあたりのことを十分に理解していただきたいと思います。

ご家族は、批判せず、敵意を持たず、感情的に巻き込まれすぎずに、愛の距離（いつも同じ距離からサポートしていること）を維持しながら、声かけをし、患者さんとの日々のコミユニケーションを大事にしながら、ゆっくりとした歩みでよいので患者さんが回復へのステップを上がっていくのをサポートしていくようにするとよいでしょう。

患者さんによっては、「這っている」時間が長いかもしれませんし、「立って」もなかなか歩け出せないかもしれません。しかし、焦らないようにしましょう。

(8) ご家族が患者さんと一緒に診察室に入る場合の条件

統合失調症は、科学が進歩した現代でも、臨床検査の結果で診断がつくとか治療法がわかるという病気ではありません。統合失調症は、あくまでも今の患者さんの言動や社会との関わり具合が以前のものといかに異なっているのか、統合失調症の診断基準をいかに満たすかで診断します。ですから、診察時の患者さんの様子や主観的訴え、ご家族からの患者さんに関する情報が、急性期でも安定期でも重要な診断・病状判断の材料となります。

急性期では、患者さんは病状を否認したり一部しか述べなかったりするので、ご家族からの情報が患者さんの病状を理解するのに非常に重要となります。

安定期でも、患者さんに病識がなければ急性期と同じ状況でしょうから、ご家族からの情報は大事なものです。安定期で、患者さんに病識ができている場合は、患者さん自身がうまく病状を説明してくれるでしょうが、ご家族の目から見た情報も、有効な補足的診断・病状判断の材料になります。

ですから、急性期でも安定期でも、患者さんの受診時にご家族が一緒に診察室に入ることは治療上有用で大切なことでしょう。

実際には、一緒に診察室に入ったご家族が、患者さんが言えなかったことや言い忘れたことを代わりに言ったり、医師からの質問に対して患者さんが自分の答えが不十分と感じてご家族の意見を求めたり、ご家族が患者さんの頑張りを褒めたり、ご家族が気になったり不安に思ったりしていることを話したり、患者さんがご家族と微笑み合いながらしゃべったりというような場面があります。医師としては、患者さんとご家族の関係性がよくわかったり、患者さんの家庭内の位置づけがわかったり、正確な患者さんの病状の安定性がわかったり、治療的に有用な情報が得られて助かります。

しかし、よく診察室でご家族と患者さんが喧嘩《けんか》を始めたり、患者さんがご家族の言うことを否定したりすることもあります。患者さんがイライラして診察にならなくなってしまうこともあります。また、ここぞとばかりに患者さんに向かって日ごろ家で言えないことを、私が制しなければいけないほどのものすごい勢いで大きな声で言い始めるご家族があります。このようなことでは、ご家族が患者さんと一緒に診察室に入る価値はなくなってしまいます。このようなご家族は、大抵の場合、家族心理教育に参加しておらず、統合失調症の治療で大切な家族の態度（**低い感情表出、受容と共感、愛の距離**）についてわかっていない傾向があります。

受診する前に予め家庭で、ご家族が一緒に診察室に入ることを患者さんに了解してもらっておくことが必要ですし、ご家族から医師にどんな話をするのかを患者さんに知らせて話し合っておくことも必要になります。

これが、ご家族が診察室に患者さんと一緒に入るために、守ってもらわないといけない条件となります。

第3章　回復に向けて気になること

（1）ナチュラル・スマイル（自然な微笑み）が出るようになる

統合失調症は、原因不明の脳の病気ですから、いやおうなく治療が難しい慢性疾患に分類されます。このことは、統合失調症では、急性期治療だけで終わらずに、治療は長期化し、慢性期での医療が重要になってくることを示しています。

高血圧症や糖尿病をはじめとするどんな慢性疾患でも言えることですが、慢性期医療では、患者さんが長期間その病気とうまく付き合っていけるようになることが最も大切なポイントになります。患者さんが病気とうまく付き合って自分らしく生きていられる状態が回復と言えるでしょう。

統合失調症の回復については、リバーマン氏による定義が知られています。それによると、回復とは、①症状の重症度が軽度より良好である、②就労か就学をしている、③自立した生活をしている、④社会的人間関係を維持している、⑤2年以上続いている、という5つの条件を満たしていることとなっています。しかし、これらの条件では、回復している状態については よくわかりますが、患者さんがしっかり回復へ向かって歩んでいる姿を感じ取らせるシンボルとなる回復へのサインを知ることはできません。もしそのようなサインがあれば、患者さんもご家族も医療者も誰もが回復を直感的に知ることができてよいだろうと思います。

私は、長年統合失調症治療の専門家としてたくさんの患者さんを診てきた中で、回復しつつある患者さんに共通して見られる回復サインを見つけました。それは、診察室で会話しているときに患者さんの顔が自然とほころんでくることです。つまり、**ナチュラル・スマイル**（自然な微笑《ほほえ》み）が見られることです。患者さんが回復しつつある場合には、患者さんだけでなく同時にご家族にもナチュラル・スマイルが見られることもあります。患者さんやご家族のナチュラル・スマイルは、わかりやすい6番目の回復の条件としてもよいのかもしれません。

ナチュラル・スマイルは、作ろうと思ってできるものではないでしょう。ナチュラル・スマイルが見られるためには、患者さんが幻聴や妄想はあっても強くなく、幻聴や妄想にうまく対処できているという自信があって、対人関係上の不安や緊張がなく、社会参加を継続していて、そのうえイライラや抑うつなどの症状もない状態でなければならないでしょう。

どれくらいの期間そのような状態が続いているかどうかは問題にはならないだろうと思います。今ここで、ナチュラル・スマイルが見られるかどうかが、その患者さんが回復しているか回復につながる状態を維持できるかどうかを判断する材料のひとつになるだろうと思います。というのは、前の章で述べましたように、患者さんは「昨日も、今日も、明日も、統合失調症」ですので、今後必ず病状が悪化することがあるでしょうが、病状が悪化しても元の状態に戻す力が患者さんにあれば、回復している状態にあると言えるのです。今ここで、ナチュラル・スマイルが見られることが重要なこととなります。

❖症例11❖

20代、女性。10代から、被害妄想、幻聴、独語、考想伝播などがあり、いくつかの精神科クリニックに通っていましたが、改善せず私の病院を受診しました。

通院しながら患者心理教育に参加して、

「病識ができた。調子は良くなったし、病気を理解し幻聴への対処法がわかった」と言うなど安定することができて、その後も長期間2週に1度の割で規則的に通院していました。

ところが、次第に通院間隔が長くなってきました。あるとき患者さんの母親から「最近、薬を飲まなくなり、会話にもならず、勝手気ままに外出し、浪費するようになったので不安だ。入院させてほしい」

　という電話がかかってきました。母親と姉に連れられ受診した患者さんは、入院を拒否しましたので、家族の同意による医療保護入院となりました。

　入院中に2回目の患者心理教育に参加し、以前にも増して病気や症状の理解が進んだようでした。

　退院後は以前とは異なり、2週に1度の規則的通院を守り、薬も忘れることなく飲めるようになりました。診察時には、

「寝る前に幻聴があるが、気にしないように、うまく対処するようにしているので大丈夫だ」

　と元気に話をしていました。

　しばらく経ったとき、病状が安定し自信が回復したので、専門学校に通ったあと就職したいとの希望を表しました。専門学校卒業の目途《めど》が立ったとき、

「自分は統合失調症だという病識はある。今、症状がないからかもしれないが、統合失調症であることの後ろめたさはない。統合失調症だけど大丈夫だと思える。正職員としての就職を希望しているが、就職の条件として、先生の診察曜日には毎

週休みが取れるように頼むつもりだ」

とナチュラル・スマイルで語っていました。

就職後2カ月が経ったころの診察時には、

「仕事をしていて先輩との対人関係の難しさや、段取り良く仕事をしていくことの難しさがある。からだの疲れが出ていて、翌朝仕事に行きたくないと思うことがあるが、休まず行っている。寝る前に軽い幻聴があるときがあるが、それに振り回されることはなく、うまく対処できている」

と述べていました。現在は、就職後5カ月が経ちましたが、仕事を続けていて、診察時にはナチュラル・スマイルが見られています。

薬物療法は、アリピプラゾール 12㎎/日のみの単剤療法です。

この患者さんの治療経過については、次のように解釈できます。

長期間規則的に通院し、十分に薬を飲み続けられ、統合失調症の治療目標である社会参加ができて、ナチュラル・スマイルが出るほど回復した患者さんであっても、就職して不安や心配や緊張が高まり、考えすぎたりすると「昨日も、今日も、明日も、統合失調症である」ことを原因として症状が出現し、調子を崩してしまうと言えるでしょう。しかし、通院を続け、医師とうまく相談できていると、症状はまた消失していくので、「昨日も、今日も、明日も、統合失調症である」ことに注意を払う必要はあるが消極的になる必要はないということです。

最近は、患者さんは、対人関係の難しさを感じることや、仕事で疲れを感じやすいことは、症状のひとつなのだろうと自分に言い聞かせられるようになっています。素晴らしいことです。

(2) 不調の芽（病状悪化の予兆）に気づくようになる

統合失調症は慢性の病気ですので、治療目標は患者さんが病気を抱えながらも個性を大事にしながら社会に参加していくことです。

同時に、病状の悪化があってもなるべく軽度に収められるように、病気の管理をしていけるようになることです。

そのためには、幻聴や妄想などへの対処法である2段階法（68ページ参照）がうまくできることが必要になりますが、それがうまくできると、現実に関わっていられる時間が増えますので、究極的には好循環で、幻聴や妄想などの症状が消失する可能性が期待できるでしょう。

病気の管理法としては、大きくはこれでよいのですが、一歩進んで、常日頃何気ないときにも「昨日も、今日も、明日も、統合失調症である」ことから生じる不調の芽（病状悪化の予兆）が顔を出すことがありうることを理解しておく必要があります。不調の芽に気づくことができて、これに対してもうまく対処していくことが大切になります。不調の芽と考えられる症状は、不安、イライラ、怒りっぽさ、だるさ、疲労感、やる気の低調さ、感覚過敏、睡眠リズムの変化、頭痛（頭重《ずじゅう》）などです。

どんなに病状が改善し回復しつつある患者さんでも、不調の芽は必ずあるはずですし、患者さんごとに特徴的な出方をするのかもしれません。大事なことは、病状の悪化を防ぐためには、芽のうちに摘み取るようにしなければならないということです。不調の芽を自覚したら、病状悪化の危険サインとして捉え、うまく対処することが必要です。

その対処法は、不調の芽が増大するきっかけとなるようなストレスをできるかぎり小さくする方法であるべきです。たとえば、今いる場所から離れて休憩する、深呼吸してリラックスする、抗不安薬や抗精神病薬を頓服《とんぷく》として飲む（飲む順番としては、最初に抗不安薬を試し、軽減しなければ次に抗精神病薬を飲むようにするとよい）、家の中にいるときであれば横になって休む、または自室に行って休む、家族や友人などの気の置けない人と話をする、音楽を聴くということなどがあるでしょう。

不調の芽は、患者さんだけで気づくことは難しいかもしれませんので、ご家族とよく話し合ってみたり、診察時に医師と話をする中で医師に指摘を受けたりすることで気づけるようになるとよいでしょう。

（3）就職する際に、統合失調症であることを伝える

統合失調症の症状を一言で言えば、社会性の低下であると言えますので、統合失調症の治療目標は社会性の回復であると言えます。

社会性を回復した在り方の最たるものが就労であるでしょうし、就労はリバーマン氏が定義した病からの回復の条件を構成するひとつにもなっています（90ページ参照）。では、どのようにすれば統合失調症の患者さんは、失敗せずにうまく就労できるようになるのでしょうか。

多くの患者さんは「早く」「普通」に働けるようになりたいと願い、焦ってしまいます。この「早く」というのは、十分な準備をすることなく結果ばかり求めて焦ってしまうことを意味しますし、「普通」というのは、統合失調症という慢性の病気を患っていることを軽視していることを意味します。「早く」「普通」にというのは、焦りと軽視に置き換えられ、危険です。

実際、いきなり正社員になろうとしても難しいですし、病気のことを伏せて働こうとするとうまくいかないことが多いですし、焦ると無理をしますので就職しても続かないことになりがちです。

このあたりのことを、症例を挙げて説明したいと思います。

❖症例12❖

30代、男性。昼夜逆転し、無為自閉的生活で、意欲がなく外出することもありませんでした。いくつかの病院とクリニックに通院しましたが、病状は改善しませんでした。

それで、患者さんは、患者心理教育と適切な薬物療法を受けるために私の病院に転院してきました。

外来から患者心理教育に参加しましたが、感じ取ることがあったのでしょう、その後意欲を取り戻し、介護専門学校に行くことを決めました。長期間外出しなかった人ですから、学校を続けられるかさえわかりませんでしたが、無事卒業できました。それだけでも大したものだと思いますが、就職を希望し、自宅近くで働ける老人デイサービス施設を探すことになりました。患者さんは、就職面接で、自分は統合失調症であるということを話したうえで採用されたそうです。

現在まで、仕事上特に困ることなく、ストレスも感じることなく、元気に働いています。

薬物療法は、アリピプラゾール　9㎎／日のみの単剤療法です。

❖症例13❖

20代、女性。患者さんは、幻聴、幻視、被害関係妄想、恋愛妄想などがあり、2回入院したことがありました。

通院していましたが、ある年の2月、意欲低下があり、外出できなくなって、通院を中断してしまいました。すると、母親が患者さんの代わりに来院し、私に
「薬を変えてほしい」

と言ったりイライラをぶつけたりしていました。これに対して、私は、

「主治医としての治療方針があるので、薬を変えることはできない」

と説明して、要求をお断りするとともに、母親に家族心理教育への参加を勧めました。

4月、母親は、私の言葉を理解し、家族心理教育に参加するようになりました。5月、外来には来ない患者さんが、患者心理教育に1回だけですが参加してきました。そして、
「どんな病気でも、その病気を認めてうまく付き合うことが大切なんですね」
と話しました。驚きでした。その後、患者さんはまた外来には来ませんでしたが、6月、ご家族が家族心理教育で配布される統合失調症に関する資料を家で患者さんに見せたようです。そうしたら、患者さんは
「統合失調症は脳の病気だとわかったし、服薬の必要性についてもわかって、ち

ょっと落ち着いた」

と母親に話したとのことです。その結果、通院中断していた患者さんが、8月に久しぶりに受診し、その後再び規則的に通院するようになりました。患者さんは、私に

「カラーコーディネーターになりたいので勉強しているが、本を読んでもさっぱり頭に入らない。でも、繰り返し本を読むようにしていると大丈夫だ」

と言い、頑張っていました。翌年の1月、カラーコーディネーターの試験に合格しました。てっきり、カラーコーディネーターの仕事をするのだろうと思っていましたが、2月、患者さんは、自分は老人が好きだからと、老人保健施設の介護員募集に応募しました。患者心理教育に出て病識を持てたのでしょう、面接時には統合失調症であることを自ら話したそうです。それでも無事、老人保健施設に採用され、働けるようになりました。

❖症例14❖

20代、男性。被害妄想を持ちやすく興奮しやすい人です。就職しようとしては失敗ばかりしています。病識がないということで、ご家族が私のところに患者さんを連れてきました。

きちんと通院し薬も飲んでくれていますが、まずは単純作業的な仕事のアルバイトをしていくことがよいと話をしても、

「先生の言うようなことだと、時間ばかりかかって自分の思うような就職ができない」

と言ってなかなかわかってくれませんでした。患者さんは、仕事はすぐ見つかるのですが、就職しても仕事仲間との人間関係をうまく保てず、すぐ辞めてしまうといったことを何度も繰り返していました。

ある診察時、患者さんは

「自分は統合失調症だとわかっている。病気のことを言わずに正社員で働こうとしているからうまくいかないんだと思う。どうしたらよいか」

と、私に質問をしてきました。私は、精神障害者保健福祉手帳を取得しハローワ

ークの障害者窓口を利用して仕事を紹介してもらうと、無理なく働けて仕事を長く続けることができるようになるだろうと助言しました。これに対し、いつもとは異なり、患者さんは私の助言を理解し、笑顔で、そうしたいとの気持ちを話してくれました。

薬物療法は、オランザピン12・5㎎／日のみの単剤療法です。

この3つの例からわかるように、うまく就労できるようになる方法は、1つ目は、障害者窓口を利用し、まず作業所への通所またはアルバイトやパートを経験し、その後、ゆっくりと正社員への道を考えていくというように、順番にステップアップしていくことでしょう。2つ目は、病気のことを話して仕事仲間に理解してもらって就職することだろうと思います。

(4) 診察時になるべく長く主治医と話すことで認知のゆがみに気づく

私は、日頃一人の患者さんの外来診察になるべく長く時間をかけようと思っています。その理由は、次のようなことです。

急性期の治療を終え、薬を飲めており、大きな変化もないため、落ち着いていると感じている患者さんは、大抵の方が今飲んでいる薬が合っていると判断しているだろうと思います。それで、患者さんは、外来ではいつもと同じ薬をもらえれば大丈夫だと考えて、受診時に
「調子は良い。大丈夫だ」

と述べ、早く診察を終えようとするように感じられます。しかし、私は、患者さんが調子は良いとする状況でも「昨日も、今日も、明日も、統合失調症である」ため、不調の芽が存在している可能性があることを、時間をかけて、患者さんに理解してもらい確認してもらおうとしています。「調子は良い。大丈夫だ」というのは過信であり、病状悪化のきっかけになりかねません。「昨日も、今日も、明日も、統合失調症である」ことから認知のゆがみが生じて、それが不調の芽となるのです。

ところが、長時間話を聞かれるのを嫌がる患者さんもいます。話を聞かれる時間が長ければ長いほど、患者さんは統合失調症という病気を意識させられ、ようやく意識の外へ放り出した苦しさを再び味わわされるのは嫌だと考えるのだろうと思います。

しかし、もし医師に話すことにより放り出した苦しさの原因がわかれば、次からはうまく

苦しさを和らげることができるでしょう。

ですから、私は、なるべく長く時間をかけてニコニコしながら患者さんの話を聴いて、患者さんの日頃の病状管理の努力を褒《ほ》めるようにしつつ、患者さんの日常の在り様を描けるように話を聴いています。そこから「昨日も、今日も、明日も、統合失調症である」ことからくる認知のゆがみを見つけ出そうとしています。

(5) 患者さんの回復への努力を褒めることで、ご家族が幸せを感じる

ご家族は、統合失調症の患者さんを持ったことで嘆き悲しみ、どうして自分たちだけがこのようなつらい目に遭わなければいけないのだろうかと人生の不幸を恨むかもしれません。その背景には何があるのでしょうか。

おそらく、統合失調症に対する社会の根強い偏見や誤解があるのでしょう。患者さんもご家族も社会を構成する一員ですから、患者さんもご家族も同様に統合失調症に対する偏見と誤解から免《まぬが》れえないでしょう。また、統合失調症の理解できない症状への恐怖と困惑や、統

合失調症が慢性の病気であることからくる先の見通しの立ちにくさ、などもあるのでしょう。

しかし、人生の幸せとは一体何なのでしょうか。

人生は、偶然の連続ですから、何が起きるかわかりません。良いことも悪いことも、予定通りにいくことも予定通りにいかないことも、予定通りに始まっても中身が期待通りであることもそうでないことも、色々なことが起こるでしょう。また、偶然に起きたことにどう対処するかで次の偶然は違ってくるでしょう。ですから、人生はいろんなことが起きますが、その時々の場面でできる最大の努力をして、満足や達成感や感動を得ていくことが幸せにつながるのではないでしょうか。

統合失調症患者を持つということも、何も特殊なことでも大変なことでもなく、人生を構成するひとつの偶然と考えられるでしょう。「そんなことない！」と感じられるかもしれませんが、そう考えたほうが人生がうまくいくだろうと思います。そうすると、統合失調症患者を持ったことを嘆いてばかりでは、ご家族は幸せにはなれません。

統合失調症という病気を正しく理解することや、患者さんの回復への努力を褒めることや、家族の一員である患者さんを愛を持ってサポートしていくことなど、統合失調症患者を持つという偶然を、乗り越えようと努力していくことで、ご家族は幸せになれるのだろうと思います。人は、人生の偶然のその時その時で最大限の努力をしていくことが幸せにつながるのですから。

ご家族は、統合失調症の正しい知識を得て、症状への対処法を理解し、偏見や誤解、恐怖や不安をなくすようにし、患者さんが病識を持って病気を管理しながら自分のペースで社会参加していけるように、常に愛の距離でサポートしながら、かつご家族自身の生き甲斐《がい》や生きる楽しみを大事にしながら、患者さんの回復に向けて最大限努力していけることが幸せだろうと思います。

自分の人生の偶然にうまく付き合って幸せな人生にしましょう。

付　録

本書を読むときに知っておくとよい基礎知識

1. 統合失調症と精神分裂病の違い

統合失調症は、以前は精神分裂病と言われていた病気ですが、精神分裂病とは異なる病気と考えるようにしましょう。精神分裂病は2002年に統合失調症へ呼称変更となりました。「精神分裂病」と呼ばれたSchizophrenia（スキゾフレニア）は、人格荒廃に至る予後不良の病を中核とする一疾患単位とされ、統合失調症は思考や行動や感情を1つの目的に沿ってまとめていく能力すなわち統合する能力が長期間にわたって低下し、その経過中にある種の幻覚、妄想、ひどくまとまりのない行動が見られる病態で、長期予後では過半数が回復する多因子性の症状群と定義されます。呼称変更された「統合失調症」は、医学的には精神分裂病と同じ病気（Schizophrenia：スキゾフレニア）ですけれども、医療的には、患者さんやご家族や私たち臨床医にとっては、極端なことを言えば、異なった病気と捉えたほうが、病名告知をしやすく治療がうまくいくと考えられます。統合失調症は、「統合」「失調」「症」の3つに区切り理解するように、患者さんとご家族に病名告知するとよいでしょう。「統合」とは、「心や行動をまとめること」で、「失調」とは「うまくいっていない」ということで、「症」とは「状態」ということです。すなわち、統合失調症は、「心や行動をまとめることが、今うまくいっていない状態」ということです。また、「状態」は「変化する」ことを表していますので、統合失調症は良くなると理解しましょう。

2. 統合失調症は、脳の病気であり心の病気です

統合失調症は、前頭葉《ぜんとうよう》でのドーパミン神経系の機能低下と脳血流低下や、大脳辺縁系《だいのうへんえんけい》でのドーパミン神経系の機能亢進《こうしん》が見られ、器質的な前頭葉と側頭葉《そくとうよう》の萎縮《いしゅく》が見られる脳の病気です。同時に、統合失調症は、症状的には幻聴、妄想、滅裂、興奮、引きこもり、意欲減退、社会性の低下などの、心と行動の異常が見られる心の病気と見ることができます。

つまり、統合失調症では、脳の病気としての前頭葉や大脳辺縁系などの機能異常の結果とし

て、心の病気としての知覚や思考の異常（幻覚や妄想）、心や感情の変化、行動の異常現象（猜疑《さいぎ》的・攻撃的行動や引きこもりなど）が症状として現れると理解するとよいでしょう。

しかし、統合失調症での問題は、からだの病気や他の心の病気とは違って、患者さん自身が、心や行動の異常現象をどんなにご家族や周囲の人によって指摘されても、認めることができにくいことにあります。

3. 統合失調症は珍しい病気ではありません

統合失調症は100人に1人の割合（詳しくは1000人に8人）で発症しますので、決して珍しい特殊な病気ではありません。発症しやすさ（脆弱性《ぜいじゃくせい》）の遺伝的素因がある人がストレスをきっかけに思春期~青年期になりやすい病気です。不安、憂うつ、イライラ、引きこもり、集中力低下、意欲低下などの非特異的な症状で発症することが多く、典型的な陽性症状《ようせいしょうじょう》はあとから目立ってくるものです。臨界期《りんかいき》（発症をはさんだ5年間）に治療を開始することが良いのですが、非特異的な症状で発症するのですから、統合失調症の診断そのものが難しく、臨界期での治療開始はなかなか困難なことです。ですから、統合失調症とわかったときから治療をちゃんと始めれば大丈夫だと考え、諦めることなく治療していくことが大切です。再発・再燃が多いので、じっくり治療しましょう。

4. 統合失調症治療薬

（1）統合失調症治療薬の種類

統合失調症治療薬は、抗精神病薬と言い、大きく2種類に分けられます。定型抗精神病薬と非定型抗精神病薬です。非定型抗精神病薬は、錐体外路《すいたいがいろ》症状《しょうじょう》（次項（2）主な副作用を参照）が出にくい抗精神病薬であるという定義があります。わかりやすく定型抗精神病薬と非定型抗精神病薬の対比表を下記のようにまとめました（**表6**）。それぞれ、様々にメリットとデメリットがありますが、総合的には、非定型抗精神病薬の使用が推奨されます。

（2）主な副作用

錐体外路症状、高プロラクチン血症《けっしょう》、代謝障害《たいしゃしょうがい》の3つがある。錐体外路症状には、パーキ

表6. 定型抗精神病薬と非定型抗精神病薬の特徴の比較

	定型抗精神病薬	非定型抗精神病薬
使用経験	約60年	約20年
効果のある標的症状	陽性症状	陽性症状，陰性症状，認知機能障害
副作用	強い（錐体外路症状，鎮静）	弱い（高プロラクチン血症，代謝障害，性機能障害）
価格	安価	高価
ユニークな剤型	あり（デポ剤）	あり（内用液，口腔内崩壊錠，徐放薬，デポ剤）

陽性症状：幻聴，妄想，興奮などの症状。

陰性症状：意欲減退，引きこもりなどの症状。

認知機能障害：記憶力低下，注意集中困難，判断能力低下，社会性低下などの症状。

デポ剤：2週間または4週間に1回筋肉注射すれば効果が持続する薬。リスペリドン，パリペリドン，ハロペリドール，フルフェナジンのものがある。

内用液：液体状の薬。リスペリドン，アリピプラゾール，ハロペリドールのものがある。

口腔内崩壊錠：口の中で速やかに溶ける錠剤。オランザピン，リスペリドン，アリピプラゾールのものがある。

徐放薬：口から胃，小腸，大腸，肛門までの間で，ゆっくりと吸収されるもので，繰り返し飲むことで効果が安定し持続する薬。パリペリドンのものがある。

ンソン症状（よだれが出る、手が震える、前屈《かが》みになる、すり足と小刻み歩行になる、仮面様《かめんよう》顔貌《がんぼう》）、アカシジア（ムズムズ、ソワソワ、じっとしていられない、歩き回る、など）、ジストニア（眼球上転《がんきゅうじょうてん》、舌が出っぱなし、体がねじれる、など）、ジスキネジア（口をモグモグ、舌《した》をペロペロさせる、など）の4つがあります。高プロラクチン血症には、無月経、乳汁分泌《にゅうじゅうぶんぴつ》、性機能障害があります。代謝障害には、肥満傾向、高血糖などがあります。

5. 統合失調症の薬物療法の種類

単剤療法《たんざいりょうほう》、多剤併用療法《たざいへいようりょうほう》、大量療法、少量療法などの種類があります。

単剤療法とは、抗精神病薬を1種類だけ使用して治療する薬物療法のことで、多剤併用療法とは、複数の抗精神病薬を使用して治療する薬物療法のことです。多剤併用療法が単剤療法より優《まさ》っているという証拠はなく、複数の抗精神病薬を併用した治療では、効果が出たときにどの薬が有効なのかわからないし、副作用が出たときにはどの薬が原因なのかわからないというデメリットがあります。

大量療法とは、抗精神病薬の1日の薬用量（服薬量）がクロルプロマジン（最初に臨床で使用できるようになった抗精神病薬）に換算して1000mgを超える薬物療法を言い、2000mgを超えると超大量療法と言います。

少量療法とは、症状を軽減するために必要な薬用量の少なめの量（常用量のうちの少ない方の量）で治療することを言います。このときは、患者さんの症状への対処能力の高さが必要となります。患者さんにとっては、苦しいことがあるかもしれませんが、副作用が少なく病気を管理できるようになりやすいので、少量療法は重要なことだろうと思います。

6. 入院治療の形態

精神科病院への入院は、特殊な場合を除きますと、大きく任意入院と医療保護入院に分かれます。任意入院は、患者さん本人が入院治療を希望するか、入院したほうがよいというご家族の意見や医師のアドバイスを聞き入れ、納得して入院する場合です。一方、医療保護入院は、患者さんが興奮状態や昏迷《こんめい》状態にあったりして入院の要否の判断ができないとか患者さんが入院を拒否するとき、入院を要するという医師（精神保健指定医）の判断とご家族の中のどなたか1人の同意で、入院する場合です。最近は、なるべく任意入院での治療が望ましいとなっていますので、以前より医療保護入院は減っています。

これらの精神保健福祉法の規定による入院形態の分け方とは別に、私の場合は、教育プログラムに参加して治療する教育入院と、そうではない一般入院とに分けています。途中で、一般入院から教育入院に切り替わる場合も、その逆もあります。

7. クライエント・パス

私は、２００５年から、統合失調症の急性期治療（一般入院または教育入院）をクライエント・パス（患者自身による入院治療経過評価）を骨格として、心理社会療法の患者心理教育を薬物療法と組み合わせて行っています。クライエント・パスには、次のような特徴があります。

①急性期入院治療のツールです。
②普通一般のクリニカルパスは、常に医療者が患者さんを評価・指示するもので、患者さんは受け身であり、それでは患者さんのニーズを掬《すく》うことはできませんし、患者さんの顔が見えてきません。これに対し、このクライエント・パスは、患者さんが自ら入院治療経過

を医療者（看護師と精神科ソーシャルワーカー）と相談しながら評価するもので、患者さんは常に評価の主体であらねばならず、医療者の意見は参考にすぎません。クライエント・パスは、クリニカルパスとは評価の主体を１８０度転換したものであることが特徴的です。

③３カ月の入院期間を初期（３週間）、回復前期（５週間）、回復後期（４週間）の３期に分けています。教育入院の場合は、入院期間は１・５カ月ですので、同様に3期に分けますが、通常より速く進むことになります。

④症状（7〜9項目）、日常生活動作（6項目）、患者心理教育参加度（4〜5項目）などの評価項目があります。各評価項目に対し、はい（0点）・まあまあ（1点）・いいえ（2点）または、はい（0点）・いいえ（1点）で評価します。満点は、35〜37点（初期で37点、回復前期で36点、回復後期で35点）で、点数は低くなるほど良く、規定の基準をクリアできれば次の段階に進めます。

図４はクライエント・パスの回復後期用の評価表です（なお、クライエント・パスは著書『統合失調症からの回復を願う家族の10の鉄則』（２０１１年、星和書店刊）に掲載されています）。

◎回復後期の目標

病気に対する自覚（病識）、病気かもしれないという感じ（病感）を持ち、退院後の療養生活をイメージできる。自分の問題を家族やスタッフに相談できる。

回復後期（9週目～12週目まで）		評価	
		週目	週目
リハビリプログラム	□現在のあなたの目標（　/　） （　　　　　　　　） □退院時カンファレンス（　/　） □退院前訪問指導（　/　）	/	/
症状	□幻聴や妄想とうまく付き合えていますか。		
	□不安を感じることはありませんか。		
	□気分が落ち込むことはありませんか。		
	□うまく仲間と交流できていますか。		
	□状況を理解して適切な判断ができますか。		
0：はい 1：まあまあ 2：いいえ	□病気に対する自覚（病識）はありますか。		
	□外出・外泊がうまくできていますか。		

日常生活動作	□身だしなみを整えていますか。		
	□楽しく食事ができますか。		
	□毎日排便はありますか。		
	□気持ちよく入浴ができますか。		
0：はい 1：まあまあ	□熟眠感がありますか。		
2：いいえ	□自己管理で服薬ができますか。		
サイコソーシャルプログラム	□新しい集団精神療法に参加していますか。		
	□幻聴教室に参加していますか。		
	□幻聴君と妄想さんを語る会に参加していますか。		
0：はい	□フォーラムSに参加していますか。		
1：いいえ	□栄養健康教室に参加していますか。		
コメディカル治療 0：はい 1：いいえ	□コメディカル治療（作業療法・レクリエーション・音楽療法）に参加していますか。		
精神保健福祉相談	□退院への不安や問題を相談できますか。		
0：はい	□退院後の生活環境は整っていますか。		
1：いいえ	□保健・福祉サービスの準備はできましたか。		
評　価	評価合計	/35	/35

図4. クライエント・パス（回復後期）

8. 社会性の回復を図っていく具体的方法と順序

統合失調症という病気を一言で説明すれば社会性の低下と言えますので、統合失調症の治療目標は、社会性の回復であると言えます。その、具体的な方法と順序は、次のようになります。

①→②→③→……という順にできるようになるとよいでしょう。

①家庭での、朝起きて夜寝るという生活のリズムを守る（これは、リズム形成だけでなく、家族との共通の時間を持ち、コミュニケーションを取るために必要なことです）。

②日中に家でできる日課を１つ工夫し行っていく（日課は、趣味、運動、家事の手伝いなど、どんなことでもよいでしょう。手伝いの中身は、家族と話し合って患者の役割として無理なくやれることを決めるとよいでしょう）。

③家族と一緒にできることを少しずつ増やしていく。

④家族と一緒に外出する（散歩、買い物などがよいでしょう）。

⑤患者１人で外出する。

⑥患者１人の目的を持った外出をする（目的としては、買い物、ウィンドウ・ショッピング、

運動、図書館の利用、屋外での娯楽など、何でもよいでしょう）。
⑦デイケア、作業所、地域生活支援センターなどを利用する（作業所には、A型とB型があります。端的に言えば、作業状況はA型ではアルバイトに近く、B型ではデイケアに近いものです）。
⑧行政・福祉の役所に相談に行く（生活や福祉制度の利用についての相談をします）。
⑨就労支援センターを利用する。
⑩アルバイトやパートをして働く。
⑪自立し、正社員として働く。

9. ご家族は統合失調症について継続して学んでいくことが大切です

ご家族は、集団による家族心理教育に参加することが大切なことです。では、どれくらいの期間参加すればよいのでしょうか。**表7**に示した私のデータ（2年非再入院率を指標とした効果判定）からは、1回の家族心理教育（8回1クールの家族教室：4カ月）に参加すればよい（家族教室参加群の2年非再入院率は67・4％）というのではなく、家族教室が終了してもそ

表7. 各群の２年非再入院率

			非再入院者数	通院中断または再入院者数	２年非再入院率
家族教室不参加群(n=114)			59	55	0.518
家族教室参加群(n=46)			31	15	0.674
家族教室参加群(n=46)	家族教室中断群(n=17)		9	8	0.529
家族教室参加群(n=46)	家族教室終了群(n=29)		22	7	0.759
	家族教室終了群(n=29)	家族教室終了のみ・家族会中断群(n=13)	9	4	0.692
	家族教室終了群(n=29)	家族会継続群(n=16)	13	3	0.813

家族教室不参加群：８回１クールの家族教室（家族心理教育）に参加しなかった家族をもつ患者群。

家族教室参加群：家族教室に参加した家族をもつ患者群。家族教室中断群と家族教室終了群に分けることができる。

家族教室中断群：家族教室に参加したが８回すべてには参加しなかった家族をもつ患者群。

家族教室終了群：家族教室の８回すべてに参加した家族をもつ患者群。家族教室終了のみ・家族会中断群と家族会継続群に分けることができる。

家族教室終了のみ・家族会中断群：家族教室の８回すべてに参加した後，その後の家族会に参加したが継続参加しなかった家族をもつ患者群。

家族会継続群：家族教室の８回すべてに参加した後，その後の家族会に継続参加した家族をもつ患者群。

の後エンドレスに学びの会である家族会に継続参加していくこと（家族会継続群の2年非再入院率は81・3％）が大切であることがわかります。

（2年非再入院率とは、退院後2年間再入院や通院中断することなく通院を続けている患者さんの全退院者数に対する割合です。但し、転院者は除く。）

10. 統合失調症から回復するためのキーワード

患者さんでは**レジリエンス**（抗病力、回復力、自然治癒力、生きる力）が回復のキーワードであり、ご家族では**低い感情表出**家族（①批判しない、②敵意を持たない、③感情的に巻き込まれすぎない、④褒《ほ》める、⑤温かい雰囲気の家庭をつくる）・**受容**（100％の愛：患者さんの調子の良し悪しとは無関係に患者さんを受け入れること）と**共感**（患者さんの立場に立って考え理解する）・**愛の距離**（いつも同じ距離から患者さんをサポートする。低い感情表出の条件のうちの3つ、①批判しない、②敵意を持たない、③感情的に巻き込まれすぎない、ということから考えられることで、患者さんとの適切な距離を保つこと）が統合失調症から回復するためのキーワードです。

ここには、薬のことは入ってきません。どんな薬をどれだけ飲むかより、患者さんのレジリエンスをいかに高めるかが治療上重要なことで、それをご家族が好ましい態度で支援できるようになることが大切なのです。

11. 患者さんにとって大切なことは、ご家族にとっても大切なこと

統合失調症治療で、患者さんとご家族にとって守ったほうがよい大事なことを対比表（表8）にまとめて説明しましたので、比較しながら読んでください。両者がよく似ていることを理解してください。

表 8.　患者と家族の大切なことの比較表

患者	家族
この病気にかかっているのは自分だけではないことを理解しよう。 集団の患者心理教育に参加して病気を受け入れよう。	この病気を持つ患者のことで悩んでいるのは自分だけではないことを知ろう。 集団の家族心理教育に参加して病気を受け入れよう。
うまく病気を管理できている患者の真似をしよう。	うまく患者をサポートできている家族の真似をしよう。
症状への対処法を学び身につけよう。	患者の症状への対処法を理解し支持しよう。
病気についての知識を得よう。	病気についての知識を得よう。
薬や日常生活などについて，家族，医師，スタッフとうまく相談しよう。	患者が，薬や日常生活などについて，家族，医師，スタッフとうまく相談できるようにサポートしていこう。
病識と服薬アドヒアランスを維持し，レジリエンスを高めよう。	患者と付き合う家族の良い態度（低い感情表出，愛の距離，受容と共感）を維持しよう。患者を褒めよう。 患者さんとうまく相談（問題解決法）したうえでサポートしよう。

文献

（1）渡部和成：Risperidone液剤治療が功を奏した統合失調症の急性期拒薬例．臨床精神薬理 7：75-79、2004．
（2）渡部和成：患者・家族心理教育は統合失調症の長期予後を良好にする—Ⅰ．ビデオを利用した認知集団精神療法の統合失調症治療における効果．臨床精神薬理 7：1341-1353、2004．
（3）渡部和成：患者・家族心理教育は統合失調症の長期予後を良好にする—Ⅱ．家族心理教育の統合失調症治療における効果．臨床精神薬理 7：1355-1365、2004．
（4）渡部和成：患者・家族心理教育は統合失調症の長期予後を良好にする—Ⅲ．Risperidoneは患者心理教育の効果を増強する．臨床精神薬理 7：1367-1377、2004．
（5）渡部和成：薬物療法と患者・家族心理教育からなる統合的治療が功を奏した統合失調症の一例．精神科治療学 20：175-182、2005．
（6）渡部和成：患者と家族に対する心理教育への継続参加が再入院防止に役立っている外来慢性期統合失調症の一症例．精神科治療学 20：613-618、2005．
（7）渡部和成：家族教室後のExpressed Emotion値に影響する因子と教室参加家族における患者の予後について．精神科治療学 20：1151-1156、2005．

(8) 渡部和成：Risperidone内用液により水中毒防止の行動制限を要しなくなった慢性統合失調症の多飲症例．臨床精神薬理　８：１０３-１０９３、２００５．
(9) 渡部和成：Risperidone内用液の短期高用量増強療法が功を奏した著しい興奮を呈し処方変更を拒否する統合失調症の難治入院症例．臨床精神薬理　８：４４１-４４８、２００５．
(10) 渡部和成：Risperidoneまたはhaloperidolで治療した統合失調症患者における退院後15ヵ月間の外来薬物療法の変化．臨床精神薬理　８：１４２５-１４３４、２００５．
(11) 渡部和成：Risperidone内用液と患者心理教育による急性期治療が奏効した統合失調症の重症入院症例．臨床精神薬理　８：１５６９-１５７３、２００５．
(12) 渡部和成：Olanzapine口腔内崩壊錠が奏効した慢性統合失調症の治療拒否例．臨床精神薬理　８：１６１７-１６２１、２００５．
(13) 渡部和成：医療現場において統合失調症の薬物療法を考えるとき、メディカル、コメディカルの協力関係のありかた．臨床精神薬理　８：１９２１-１９２８、２００５．
(14) 渡部和成：新しい統合失調症治療―患者と家族が主体のこころの医療．アルタ出版、東京、２００６．
(15) 渡部和成：Olanzapine口腔内崩壊錠が奏効した慢性統合失調症に末期大腸がんを合併し拒食・拒薬する1症例．臨床精神薬理　９：６８３-６８７、２００６．
(16) 渡部和成：統合失調症をライトに生きる―精神科医からのメッセージ．永井書店、大阪、２００７．
(17) 渡部和成：急性期統合失調症におけるolanzapine口腔内崩壊錠またはrisperidone内用液単剤に

よる入院治療経過の特徴．臨床精神薬理 10：995-1002、2007．
(18) 渡部和成：初発および再発統合失調症の急性期入院症例におけるクライエント・パス（患者による治療経過評価）を利用した治療経過の特徴．精神医学 49：161-169、2007．
(19) 渡部和成：統合失調症入院患者の家族の心理教育への参加態度と退院後2年非再入院率との関係．精神医学 49：959-965、2007．
(20) 渡部和成：統合失調症における退院後3年通院率にみる患者・家族心理教育の効果．臨床精神医学 37：69-74、2008．
(21) 渡部和成：Olanzapineあるいはrisperidone単剤で入院治療を行った統合失調症患者の退院後の非再入院率と通院単剤治療継続率の検討．臨床精神薬理 11：1505-1514、2008．
(22) 渡部和成：統合失調症家族のEE（感情表出）と家族心理教育の効果との関係．精神神経学雑誌 2008特別号、S364．
(23) 渡部和成：統合失調症から回復するコツ―何を心がけるべきか．星和書店、東京、2009．
(24) 渡部和成：統合失調症入院治療における患者心理教育の効果と抗精神病薬処方の関係．臨床精神薬理 12：1817-1823、2009．
(25) 渡部和成：病識のない慢性統合失調症通院患者に対する短期教育入院の試み．精神科治療学 24：133-137、2009．
(26) 渡部和成：統合失調症患者と家族への心理教育は5年非再入院率を高める．精神神経学雑誌 2009特別号、S499．
(27) 渡部和成：統合失調症治療における「ビデオ利用型認知集団精神療法」の治療的意義．精神神経学雑誌　2009特別号、S499.
(28)渡部和成：統合失調症に負けない家族のコツ—読む家族教室．星和書店、東京、2010.
(29)渡部和成：図解決定版　統合失調症を乗りこえる！　正しい知識と最新治療．日東書院本社、東京、2010.
(30)渡部和成：Risperidone持効性注射剤による単剤維持療法への切り替えを自ら選択した統合失調症通院患者の1例．臨床精神薬理　13：967-972、2010.
(31)渡部和成：統合失調症からの回復を願う家族の10の鉄則．星和書店、東京、2011.
(32)渡部和成：Olanzapineと「教育‐対処‐相談モデル」．MARTA　9：18-21、2011.
(33)渡部和成：患者さんが病識をもてるようになることは大切なことです．月刊みんなねっと　49：14-17、2011.
(34)渡部和成：統合失調症を支えて生きる家族たち．星和書店、東京、2012.
(35)渡部和成：統合失調症からの回復に役立つ治療と日常生活のポイント—患者さんに知っておいてほしいこと．星和書店、東京、2012.
(36)渡部和成：統合失調症だけど大丈夫—回復と自立へのあいことば．永井書店、大阪、2012.
(37)渡部和成：図解実践編　統合失調症を治す！　教育・対処・相談の渡部式最新治療法．日東書院本社、東京、2013.
(38)渡部和成：多剤併用大量療法と長期隔離による入院治療後転院し、短期教育入院を経て単剤外来維持療法に移行できた初発統合失調症患者の1例．臨床精神薬理　16：1367-1376、2013.

(39) 渡部和成：教育入院により拒薬と再入院の繰り返しから服薬と通院が可能になった統合失調症の1例．臨床精神薬理 16：1625-1632、2013．
(40) 渡部和成：疾患教育・家族教育と診療報酬上の課題．日精協誌 32：588-593、2013．
(41) 渡部和成、兼田康宏：患者心理教育への参加経験がある統合失調症通院患者の認知機能に対するaripiprazoleの効果．臨床精神薬理 15：389-396、2012．
(42) 渡部和成、堤祐一郎：Aripiprazole内用液と心理教育による統合失調症治療が服薬アドヒアランスの確立に効果的であった統合失調症入院患者の1例．臨床精神薬理 12：2175-2181、2009．

おわりに

統合失調症治療の専門医として、患者さんが病から回復し社会参加し自分らしく生きていけるようになることと、そのご家族が統合失調症の患者さんを持っていながらも日常を幸せに生きていけるようになることを、常に念頭に置いて本書を書き上げました。

毎日の臨床を通して気づいた、表面には出にくく患者さんとご家族が見逃しやすく、けれども治療的に大切で、知っておくとよいことを取り上げて詳しく説明しました。すなわち、統合失調症が慢性の病気であるために知っておくとよいことや、治療風景の中で気づいた病からの回復へ向けての安定期や維持期に注意すべきことを、症例も交えて詳しく説明しました。

中には、患者さんやご家族にとって触れられたくないことも書いてあっただろうと思います。どうか、しっかり読んでじっくり考えて、納得したことを今後の治療に生かしていただだければと思います。

患者さんとご家族が、知ることができるかぎりの情報を得て、活用して、毎日を過ごしていけるようになることが、患者さんの病からの回復を支えて人生を保証することに寄与するだろうと思います。

本書を読まれての忌憚のないご意見とご批判をいただければ幸いに存じます。

末筆ながら、本書を出版するにあたりお世話になった星和書店の石澤雄司社長と編集者の桜岡さおり氏に心から感謝いたします。

渡部和成

著者略歴

渡部 和成（わたべ　かずしげ）

1951年愛知県生まれ。1977年3月名古屋市立大学医学部卒業。同年4月愛知学院大学歯学部助手（大脳生理学）、1982年12月同講師。この間の1981年から1982年、アメリカ・カリフォルニア工科大学生物学部リサーチフェロー（神経生物学）。1987年4月八事病院（愛知県）精神科医師、1997年9月同副院長。2009年4月恩方病院副院長（東京都）。2012年4月北津島病院院長代行（愛知県）、2013年4月同院長。2014年8月田宮病院院長（新潟県）となり現在に至る。

医学博士。専門は統合失調症治療。

著書には、『統合失調症から回復するコツ―何を心がけるべきか』（2009年）、『統合失調症に負けない家族のコツ―読む家族教室』（2010年）、『統合失調症からの回復を願う家族の10の鉄則』（2011年）、『統合失調症患者を支えて生きる家族たち』（2012年）、『統合失調症からの回復に役立つ治療と日常生活のポイント―患者さんに知っておいてほしいこと』（2012年）、（以上、星和書店）ほか著書多数。

学術論文は、臨床精神薬理、精神科治療学、精神医学、臨床精神医学の4誌に多数発表している。

第4回臨床精神薬理賞優秀論文賞受賞（2008年）。

専門医がホンネで語る統合失調症治療の気になるところ

2015年2月18日　初版第1刷発行

著　者　渡部和成

発行者　石澤雄司

発行所　株式会社 星和書店

〒168-0074　東京都杉並区上高井戸1-2-5

電話　03（3329）0031（営業部）／03（3329）0033（編集部）

FAX　03（5374）7186（営業部）／03（5374）7185（編集部）

http://www.seiwa-pb.co.jp

統合失調症に負けない家族のコツ

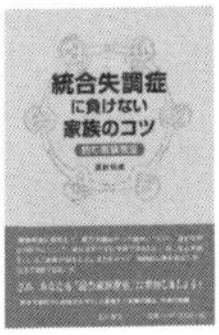

読む家族教室

［著］**渡部和成**

四六判　160頁　1,500円

本書は「読む家族教室」という読者参加型のスタイルで、統合失調症からの回復を支える家族のコツについて、生きた情報をライブに伝えている。『統合失調症から回復するコツ』の著者がご家族に贈る、待望の続編。

統合失調症から回復するコツ

何を心がけるべきか

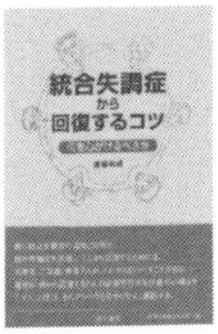

［著］**渡部和成**　四六判　164頁　1,500円

真の統合失調症の治療とは何か。本書は、医療者、ご家族、患者さんそれぞれに、病気を克服し回復するために必要な臨床上の技術や対処法、心構えなどを提案する。著者は、それをコツと言う。

発行：星和書店　http://www.seiwa-pb.co.jp　価格は本体(税別)です